Vejetariýan Düýşünj

Zähmet we Saglykly Ýagdaýy we Iýmitli Ýemekler

Deniz Gökmen

Awtorlyk hukugy 2023

Rightshli hukuklar goralandyr

Rightshli hukuklar goralandyr. Bu kitabyň hiç bir bölegini neşirçiniň ýazmaça rugsady bolmazdan gysga wagtyň içinde islendik görnüşde ýa-da islendik görnüşde elektron ýa-da mehaniki görnüşde, şol sanda fotokopiýa etmek, ýazga almak ýa-da maglumat saklamak we gözlemek ulgamy arkaly neşir edip bolmaýar. synda sitatalar.

Duýduryş

Bu kitapdaky maglumatlar mümkin boldugyça takyk bolmaly. Authorazyjy we neşir ediji bu kitapda görkezilen maglumatlar bilen gönüden-göni ýa-da gytaklaýyn ýüze çykan ýa-da çekilen hasaplanan ýitgiler ýa-da zyýanlar üçin hiç kim üçin jogapkärçilik çekmeýär.

mazmuny

Köne moda gutapjyklary 11

Kokos kremi 13

Lighteňil şokolad 15

Ajy gyş farro çorbasy 17

Rainlemgoşar towuk salady 19

Ortaýer deňzi stili mekgejöwen salady 21

Bişen asparagus we awakado salady 23

Sosna hozy bilen kremli ýaşyl noýba salady 25

Kale bilen Cannellini noýba çorbasy 27

. Baý kömelek kremi 28

Hakyky italýan Panzanella salady 31

Kwino we gara noýba salady 33

Ösümlikler bilen baý bulgur salady 35

Klassiki gowrulan burç salady 39

Gowy gyş kwino çorbasy 41

ýaşyl mekgejöwen salady 43

. Acorn gök, nohut we kuskus çorbasy 45

. Sarymsak krostini bilen kelem çorbasy 47

Greenaşyl noýba çorbasy 50

Adaty fransuz sogan çorbasy 52

. gowrulan käşir çorbasy 54

Italýan penne makaron salady 56

Hindi Çana Çat Salady 58

Taý stili tempeh nahar salady 60

Klassiki brokkoli kremi 62

Marokkoly Raisin mekgejöwen salady 64

Asparagus we towuk salady 66

Köne moda ýaşyl noýba salady 69

Gyş nohut çorbasy 71

Italýan Cremini kömelek çorbasy 73

Otlar bilen kartoşka kremi 76

Kwinoa we awakado salady 78

Tofu bilen Tabbouleh salady 80

Bag makaron salady 82

adaty ukrain borscht 85

beluga mekgejöwen salady 87

Hindi Naan Salady 89

Grek stilinde gowrulan burç salady 91

Fasulye we kartoşka çorbasy 94

Duzly gyş kwino salady 96

Bişen ýabany kömelek çorbasy 99

Ortaýer deňzi stili Greenaşyl noýba çorbasy 101

Käşir kremi 103

Nonnanyň italýan pizza salady 106

Kremli altyn gök önüm çorbasy 108

Adaty hindi Rajma Dal 110

gyzyl noýba salady 112

Anasazi noýbasy we gök önüm stewi 114

Aňsat we gowy Şakşuka 116

köne moda çili 118

Açyk gyzyl ysmanak salady 121

Ortaýer deňzi stili nohut salady 123

Adaty Tuscan Bean Stew (Ribollita) 126

Gök önümler we beluga mekgejöweniniň garyndysy 128

Meksikaly nohut Taco jamlary 130

Hindi Dal Makhani 132

Meksika stilindäki noýba kassy 134

nusgawy italýan minestrone 136

Ensaşyl ysmanakly nahar 138

Gök önümleri nohut bilen garmaly 140

ysly noýba sousy 142

Hytaý soya salady 144

Köne moda mekgejöwen we gök önüm çorbasy 147

Hindi chana masala 149

gyzyl noýba 151

bir tabak goňur mekgejöwen 153

Gyzgyn we ysly Anasazi noýba çorbasy 155

Gara gözli salat (Ñebbe) 157

Çili Eje şöhraty 159

Noýba we sosna hozy bilen towuk salady 161

Budda Gara noýba jamy 163

Eastakyn gündogardan gelen towuklar 165

Enter ýüzi we pomidor 167

Greenaşyl nohutly kremli salat 169

Easternakyn Gündogar Hummus Za'atar 172

Sosna hozy bilen mekgejöwen salady 174

Gyzgyn Anasazi noýba salady 176

Adaty Mnazaleh stewi 178

Gyzyl burç ysman kremi 180

Wok gowrulan ysly gar noýbasy 182

her gün çalt çili 184

Gara gözli nohut krem salady 187

Awokado nohut bilen dolduryldy 189

gara noýba çorbasy 191

Beluga otlar bilen mekgejöwen salady 195

Italýan noýba salady 198

Ak noýba bilen doldurylan pomidor 200

Gara gözli gyş nohut çorbasy 202

gyzyl noýba köftesi 204

Öýde ýasalan nohut burgerleri 206

Gara noýba we ysmanak stýu 208

Şu wagta çenli iň gowy şokolad granola 211

Güýz kädi bilen mangal üçin tortlar 213

Köne moda gutapjyklary

(Takmynan 45 minutda taýýar | 12-e hyzmat edýär)

Hyzmat başyna: Kaloriýa: 167; Atsaglar: 8,6 gr; Uglewodlar: 19,6 gr; Belok: 2,7 gr

çig mal

1 käse ähli maksatly un

1 çaý çemçesi hamyr tozany

Biraz duz

Bir çümmük grated hoz

1/2 çaý çemçesi ýer darçyny

1/4 çaý çemçesi ýer kartoşkasy

1/2 stakan arahis ýagy

2 nahar çemçesi kokos ýagy, otag temperaturasy

2 nahar çemçesi badam süýdü

1/2 stakan goňur şeker

1 çaý çemçesi vanil ekstrakty

1 käse wegetarian şokolad çipleri

Görkezmeler

Uny, hamyr tozanyny we ýakymly ysly zatlary bir gaba garmaly.

Başga bir tabakda nohut ýagyny, kokos ýagyny, badam süýdüni, şeker we vanilini bulamaly. Çygly garyndyny gury maddalara garmaly we gowy birleşýänçä garmaly.

Şokolad çiplerinde buklaň. Batareýany 30 minut töweregi holodilnikde goýuň. Hamyry ownuk gutapjyklara öwüriň we çörek kagyzy bilen örtülen çörek bişiriň.

Gyzdyrylan 350 dereje F peçde takmynan 11 minut bişirmeli. Hyzmat etmezden ozal salkynlamak üçin sim rafyna geçiriň. Lezzet bilen!

Kokos kremi

(Takmynan 15 minutda taýýar + sowadyş wagty | 12 hyzmat edýär)

Hyzmat başyna: Kaloriýa: 295; : Ag: 21,1 gr; Uglewodlar: 27,1 gr; Belok: 3,8 gr

çig mal

gaby:

2 käse hoz

10 sany täze hurma, dogralan

Otag temperaturasynda 2 nahar çemçesi kokos ýagy

1/4 çaý çemçesi içege kartoşkasy

1/2 çaý çemçesi ýer darçyny

1 çaý çemçesi vanil ekstrakty

Doldurmak:

2 sany orta bişen banan

2 doňan banan

1 stakan doly ýagly kokos kremi, gowy sowadyldy

1/3 käse agave siropy

Bezeg:

3 unsiýa wegetarian gara şokolad, grated

Görkezmeler

Iýmit gaýtadan işleýjisinde, garyndy birleşýänçä, gabyk maddalaryny gaýtadan işläň; gabyny ýeňil ýaglanan çörek bişirilýän ýere basyň.

Soňra doldurma gatlagyny garmaly. Dolduryşy gabygyň üstüne döküň we spatula bilen tekiz ýer dörediň.

Torty doňduryja 3 sagat töweregi goýuň. Doňduryjyda saklaň.

Hyzmat etmezden ozal şokolad aýlawy bilen bezeliň. Lezzet bilen!

Lighteñil şokolad

(Takmynan 35 minutda taýýar | 8-e hyzmat edýär)

Hyzmat başyna: Kaloriýa: 232; Atsaglar: 15,5 gr; Uglewodlar: 19,6 gr; Belok: 3,4 gr

çig mal

Böleklere bölünen 10 unsiýa gara şokolad

6 nahar çemçesi kokos süýdü, ýyly

1/4 çaý çemçesi ýer darçyny

1/4 çaý çemçesi ýer anizi

1/2 çaý çemçesi vanil ekstrakty

1/4 käse kakao tozy, süýjedilmedik

Görkezmeler

Gowy birleşýänçä şokolad, ýyly kokos süýdüni, darçyny, anizi we vanilini garmaly.

Garyndyny 1 unsiýa bölmek üçin gutapjykdan peýdalanyň. Toplary el bilen togalap, azyndan 30 minut sowadyň.

Şokolad toplaryny kakao pudrasyna batyryň we hyzmat etmäge taýyn bolýança sowadyň. Lezzet bilen!

Ajy gyş farro çorbasy

(30 minut töweregi taýýar | 4 hyzmat edýär)

Hyzmat başyna: Kaloriýa: 298; : Ag: 8,9 gr; Uglewodlar: 44,6g; Belok: 11,7 gr

Çig mal

2 nahar çemçesi zeýtun ýagy

1 orta boý, dogralan

1 orta şugundyr, dilimlenen

2 italýan burç, tohumly we dogralan

1 jalapeño burç, dogralan

2 kartoşka, arassalanyp, kublara bölünýär

4 käse gök önüm çorbasy

1 stakan farro, suwlandy

1/2 çaý çemçesi granulirlenen sarymsak

1/2 nahar çemçesi zerdejik tozy

1 aýlaw ýapragy

2 käse ysmanak, dogralan

Salgylar

Zeýtun ýagyny orta otda agyr çüýşeli gazanda gyzdyryň. Indi leňňeç, şalgam, burç we kartoşkany 5 minut töweregi gowurmaly.

Ösümlik çorbasy, farro, granulirlenen sarymsak, zerdeçal we aýlag ýapraklaryny goşuň; gaýnadyň.

Derrew gaýnadyň. 25 minut töweregi ýa-da farro we kartoşka ýumşaýança gaýnadyň.

Ysmanak goşuň we gazany otdan çykaryň; Ysmanak, ýuwulýança galyndy otda otursyn. Lezzet bilen!

Rainlemgoşar towuk salady

(30 minut töweregi taýýar | 4 hyzmat edýär)

Hyzmat başyna: Kaloriýa: 378; : Ag: 24g; Uglewodlar: 34.2g; Belok: 10.1 gr

Çig mal

16 unsi konserwirlenen nohut, guradyldy

1 orta awakado, dilimlenen

1 jaň burç, tohumsyz we dilimlenen

1 sany uly pomidor, dilimlenen

2 hyýar, kesilen

1 dilimlenen gyzyl sogan

1/2 çaý çemçesi ownuk sarymsak

1/4 käse dogralan täze petruşka

1/4 käse zeýtun ýagy

2 nahar çemçesi alma sirkesi

1/2 täze gysylan hek

Deňiz duzy we ýer gara burç

Salgylar

Salat gabynda ähli maddalary garmaly.

Salat hyzmat etmezden 1 sagat öň holodilnikde goýuň.

Lezzet bilen!

Ortaýer deňzi stili mekgejöwen salady

(Takmynan 20 minutda taýýar + sowadyş wagty | 5-e hyzmat edýär)

Hyzmat başyna: Kaloriýa: 348; Atsaglar: 15g; Uglewodlar: 41,6 gr; Belok: 15,8 gr

Çig mal

1 ½ käse gyzyl mekgejöwen, ýuwulan

1 çaý çemçesi ýumşak gorçisa

1/2 täze gysylan limon

2 nahar çemçesi tamari sousy

2 sapak sogan, dogralan

1/4 käse goşmaça bakja zeýtun ýagy

2 sany ownuk sarymsak

Böleklere bölünen 1 käse çörek sogan

2 nahar çemçesi dogralan täze petruşka

2 nahar çemçesi dogralan täze koriander

1 çaý çemçesi täze reyhan

1 çaý çemçesi täze oregano

1 ½ käse alça pomidor, ýarym

3 unsiýa Kalamata zeýtun, oturdylan we ýarym

Salgylar

Uly gazanda 4 ½ stakan suw we gyzyl mekgejöwen gaýnadyň.

Heatylylygy haýal etmän azaldyň we mekgejöweni 15 minut töweregi ýa-da ýumşaýança bişirmegi dowam etdiriň. Zeýreniň we doly sowadyň.

Ysmany salat tabagyna geçirmek; mekgejöweniň galan bölekleri bilen gowy garylýança garmaly.

Sowukda ýa-da otag temperaturasynda hyzmat ediň. Lezzet bilen!

Bişen asparagus we awakado salady

(Takmynan 20 minutda taýýar + sowadyş wagty | 4 hyzmat edýär)

Hyzmat başyna: Kaloriýa: 378; : Ag: 33,2 gr; Uglewodlar: 18,6 gr; Belok: 7,8 gr

Çig mal

Ownuk böleklere bölünen 1 kilogram garaguş

1 sarymsak, ownuk

2 sany ownuk sarymsak

1 Rim pomidor, dilimlenen

1/4 käse zeýtun ýagy

1/4 käse balzam sirkesi

1 nahar çemçesi daş toprak gorçisa

2 nahar çemçesi dogralan täze petruşka

1 nahar çemçesi täze dogralan koriander

1 nahar çemçesi täze dogralan reyhan

Deňiz duzy we ýer gara burç

1 sany kiçijik awakado, oturdylan we kesilen

1/2 käse sosna hozy, dogralan

Salgylar

Peçini 420 gradusa çenli gyzdyryp başlaň.

Asparagusy 1 nahar çemçesi zeýtun ýagy bilen atyň we pergament bilen örtülen çörek bişirilýän kagyzyň üstünde goýuň.

Nahar bişirmek üçin panany bir ýa-da iki gezek öwrüp, takmynan 15 minut bişirmeli. Doly sowadyň we salat gabyna salyň.

Asparagusy gök önümler, zeýtun ýagy, sirke, gorçisa we otlar bilen atyň. Dadyp görmek üçin duz we burç.

Awokado we sosna hozy bilen garyşdyryň. Lezzet bilen!

Sosna hozy bilen kremli ýaşyl noýba salady

(Takmynan 10 minutda taýýar + sowadyş wagty | 5-e hyzmat edýär)

Hyzmat başyna: Kaloriýa: 308; : Ag: 26,2 gr; Uglewodlar: 16,6 gr; Belok: 5,8 gr

Çig mal

1 ½ kilo ýaşyl noýba, dogralan

2 sany orta pomidor, kesilen

2 burç, tohumly we dogralan

4 nahar çemçesi dogralan çorba

1/2 käse sosna hozy, dogralan

1/2 käse wegetarian maýonez

1 nahar çemçesi gurçuk

2 nahar çemçesi täze dogralan reyhan

2 nahar çemçesi dogralan täze petruşka

1/2 çaý çemçesi gyzyl burç çemçe

Deňiz duzy we täze ýer gara burç

Salgylar

Greenaşyl noýba duzly suwda uly gazanda 2 minut töweregi gaýnadyň.

Döküň we noýba doly sowadyň; soň salat gaba geçiriň. Fasuly galan maddalar bilen garmaly.

Tagamy dadyp görüň we sazlaň. Lezzet bilen!

Kale bilen Cannellini noýba çorbasy

(Takmynan 25 minutda taýýar | 5 ýasaýar)

Hyzmat başyna: Kaloriýa: 188; Atsaglar: 4,7 gr; Uglewodlar: 24.5g; Belok: 11.1 gr

Çig mal

1 nahar çemçesi zeýtun ýagy

1/2 çaý çemçesi dogralan zynjyr

1/2 çaý çemçesi kimyon tohumy

1 dogralan gyzyl sogan

1 käşir, kesmeli we dogralan

1 parsnip, kesilen we kesilen

2 sany ownuk sarymsak

5 käse gök önüm çorbasy

Dökülen 12 unsiýa kannellini noýbasy

2 käse kale, dogralan

Deñiz duzy we ýer gara burç

Salgylar

Zeýtunlary agyr otly gazanda orta ýokary otda gyzdyryň. Indi zynjyry we kimyony 1 minut töweregi gowurmaly.

Indi sogan, käşir we petruşka goşuň; moreene 3 minut ýa-da gök önümler ýumşaýança süzmegi dowam etdiriň.

Sarymsagy goşuň we 1 minut bişirmeli ýa-da hoşboý ysly bolýança bişirmäge dowam ediň.

Soňra gök önüm çorbasyny guýuň we gaýnadyň. Heatylylygy derrew azaldyň we 10 minut gaýnadyň.

Kanellini noýbasy we kale bilen garmaly; Kelem ýuwulýança we hemme zat gyzýança gaýnamagy dowam etdiriň. Dadyp görmek üçin duz we burç bilen möwsüm.

Aýry tabaklara guýuň we gyzgyn hyzmat ediň. Lezzet bilen!

. Baý kömelek kremi

(Takmynan 15 minutda taýýar | 5 ýasaýar)

Hyzmat başyna: Kaloriýa: 308; : Ag: 25,5 gr; Uglewodlar: 11,8g; Belok: 11,6 gr

Çig mal

2 nahar çemçesi soýa ýagy

1 sany uly ownuk, dogralan

20 unsi kremini kömelek, dilimlenen

2 sany ownuk sarymsak

4 nahar çemçesi zygyr uny

5 käse gök önüm çorbasy

1/3 käse täze kokos süýdü

1 aýlaw ýapragy

Deňiz duzy we ýer gara burç

Salgylar

Wegetarian ýagyny gazanda orta ýokary otda erediň. Gyzgyn bolanda, ýumşak we hoşboý ysly bolýança 3 minut töweregi bişirmeli.

Kömelek we sarymsak goşuň we kömelek ýumşaýança bişirmäge dowam ediň. Zygyr nahary goşuň we takmynan 1 minut bişirmäge dowam ediň.

Beýleki maddalary goşuň. Gapagy bilen gaýnadyň we çorba biraz galyňlaşýança ýene 5-6 minut bişirmäge dowam ediň.

Lezzet bilen!

Hakyky italýan Panzanella salady

(Takmynan 35 minutda taýýar | 3-e hyzmat edýär)

Hyzmat başyna: Kaloriýa: 334; : Ag: 20,4 gr; Uglewodlar: 33.3g; Belok: 8,3 gr

Çig mal

1 dýuým kublara bölünen 3 stakan senetçi çörek

3/4 funt asparagus, kesilen we ownuk böleklere bölünen

4 nahar çemçesi goşmaça bakja zeýtun ýagy

1 dogralan gyzyl sogan

2 nahar çemçesi täze limon suwy

1 çaý çemçesi ýumşak gorçisa

2 sany orta pomidor, kesilen

2 käse arugula

2 käse çaga ysmanagy

2 italýan burç, tohumly we dilimlenen

Deňiz duzy we ýer gara burç

Salgylar

Garynjalary çörek kagyzy bilen örtülen tarelka goýuň. Gyzdyrylan peçde 310 gradus F-da 20 minut töweregi bişirmeli, çörek bişirilende iki gezek aýlanýar; öňünden bellemek

Peçini 420 gradusa çenli gyzdyryň we asparagusy 1 nahar çemçesi zeýtun ýagy bilen zyňyň. Asparagusy 15 minut töweregi ýa-da gysga bolýança bişiriň.

Salat gabynda galan maddalary birleşdiriň; üstünde gowrulan asparagus we tostlanan çörek bilen.

Lezzet bilen!

Kwino we gara noýba salady

(Takmynan 15 minutda + sowadyş wagty | 4 hyzmat edýär)

Hyzmat başyna: Kaloriýa: 433; : Ag: 17,3 gr; Uglewodlar: 57g; Belok: 15.1 gr

Çig mal

2 käse suw

1 käse kwino, ýuwuldy

16 unsi konserwirlenen gara noýba

2 rum pomidor, dilimlenen

1 gyzyl sogan, inçe kesilen

1 hyýar, tohumly we dogralan

2 sany sarymsak, basylan ýa-da dogralan

2 italýan burç, tohumly we dilimlenen

2 nahar çemçesi dogralan täze petruşka

2 nahar çemçesi dogralan täze koriander

1/4 käse zeýtun ýagy

1 täze gysylan limon

1 nahar çemçesi alma sirkesi

1/2 çaý çemçesi guradylan ukrop

1/2 çaý çemçesi guradylan oregano

Deňiz duzy we ýer gara burç

Salgylar

Suwy we kwinony bir gazana goýuň we gaýnadyň. Derrew gaýnadyň.

Kwino ähli suwy siňdirýänçä, takmynan 13 minut gaýnadyň; Kwinony vilka bilen süpüriň we doly sowadyň. Soň bolsa, kwinony salat gabyna geçiriň.

Salat gabyna galan maddalary goşuň we gowy garmaly. Lezzet bilen!

Ösümlikler bilen baý bulgur salady

(Takmynan 20 minutda taýýar + sowadyş wagty | 4 hyzmat edýär)

Hyzmat başyna: Kaloriýa: 408; : Ag: 18,3 gr; Uglewodlar: 51,8g; Belok: 13.1 gr

Çig mal

2 käse suw

1 käse bulgur

Dökülen 12 unsiýa konserwirlenen nohut

1 Pars hyýar, inçe dilimlenen

2 burç, tohumly we inçe dilimlenen

1 jalapeno burç, tohumly we inçe dilimlenen

2 rum pomidor, dilimlenen

1 sogan, inçe kesilen

2 nahar çemçesi täze dogralan reyhan

2 nahar çemçesi dogralan täze petruşka

2 nahar çemçesi dogralan täze nan

2 nahar çemçesi täze dogralan çaýlar

4 nahar çemçesi zeýtun ýagy

1 nahar çemçesi balzam sirkesi

1 nahar çemçesi limon suwy

1 çaý çemçesi täze sarymsak, basylýar

Deňiz duzy we täze ýer gara burç

2 nahar çemçesi iýmitlenýän hamyrmaýa

1/2 käse Kalamata zeýtun, dilimlenen

Salgylar

Suwda we bulgurda gazanda gaýnadyň. Heatylylygy derrew gaýnadyň we 20 minut töweregi gaýnadyň ýa-da bulgur ýumşak bolýança we suw siňýänçä. Çeňňek bilen süpüriň we sowatmak üçin uly tarelka çykyň.

Bulgury salat gaba salyň, yzyndan nohut, hyýar, burç, pomidor, sogan, reyhan, petruşka, nan we çaýlar.

Zeýtun ýagyny, balzam sirkesini, limon suwuny, sarymsagy, duzy we gara burçuny ownuk gaba garmaly. Salat geýiň we garmaly.

Iýmitlenýän hamyrmaýa sepiň, zeýtun bilen bezeliň we otag temperaturasynda hyzmat ediň. Lezzet bilen!

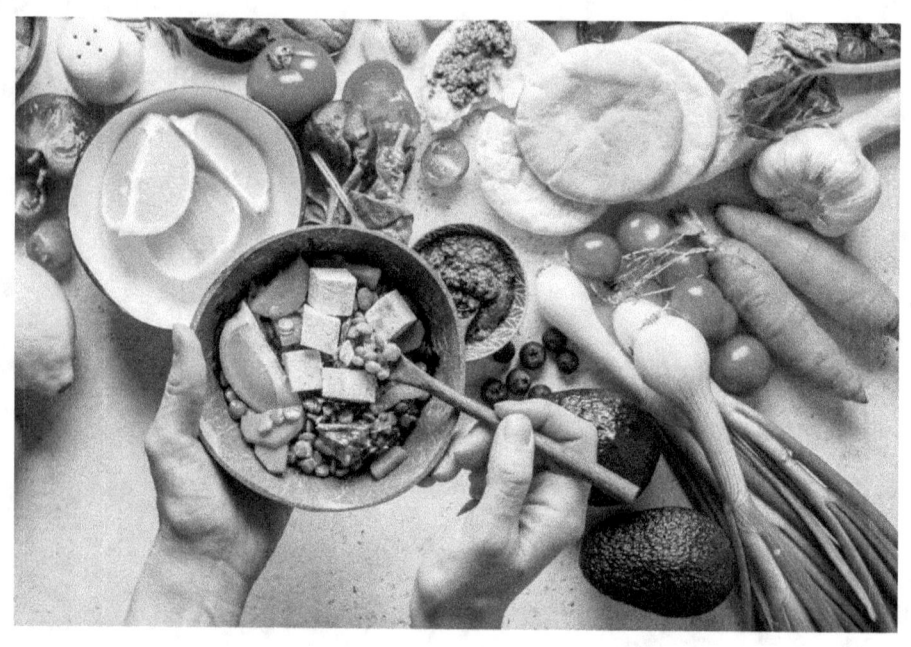

Klassiki gowrulan burç salady

(Takmynan 15 minutda + sowadyş wagty | 3 hyzmat edýär)

Hyzmat başyna: Kaloriýa: 178; Atsaglar: 14,4 gr; Uglewodlar: 11,8g; Belok: 2,4 gr

Çig mal

6 burç

3 nahar çemçesi goşmaça bakja zeýtun ýagy

3 çaý çemçesi gyzyl çakyr sirkesi

3 sany sarymsak, inçe kesilen

2 nahar çemçesi dogralan täze petruşka

Deňiz duzy we täze ýer gara burç

1/2 çaý çemçesi gyzyl burç çemçe

6 nahar çemçesi sosna hozy, dogralan

Salgylar

Burçlary pergament bilen örtülen çörek bişirilýän kagyzyň üstünde 10 minut töweregi gowurmaly, panany bişirilýän wagtyň ýarysyna öwrüp, her tarapdan ýanýança.

Soňra burçlary plastmassa örtük bilen bug bilen ýapyň. Derini, tohumlary we soganlary taşlaň.

Burçlary zolaklara bölüň we galan maddalar bilen garmaly. Hyzmat etmäge taýyn bolýançaňyz sowadyň. Lezzet bilen!

Gowy gyş kwino çorbasy

(Takmynan 25 minutda taýýar | 4 hyzmat edýär)

Hyzmat başyna: Kaloriýa: 328; : Ag: 11,1 gr; Uglewodlar: 44,1 gr; Belok: 13,3 gr

Çig mal

2 nahar çemçesi zeýtun ýagy

1 dogralan sogan

2 käşir, arassalanan we dogralan

1 dogralan parsnip

1 sapak dogralan selderýa

1 käse dogralan sary gök

4 sany sarymsak, basylan ýa-da dogralan

4 käse gowrulan gök önüm çorbasy

2 sany orta pomidor, ezilen

1 käse kwino

Deňiz duzy we ýer gara burç

1 aýlaw ýapragy

2 käse duman, gaty gapyrgasyz we böleklere bölün

2 nahar çemçesi dogralan italýan petruşkasy

Salgylar

Zeýtunlary agyr otly gazanda orta ýokary otda gyzdyryň. Indi sogan, käşir, parsnip, kelem we gök önümini takmynan 3 minut gowurmaly ýa-da gök önümler ýumşaýança gowurmaly.

Sarymsagy goşuň we 1 minut bişirmeli ýa-da hoşboý ysly bolýança bişirmäge dowam ediň.

Soňra gök önüm çorbasyny, pomidor, kwino, duz, burç we aýlaw ýapragyny goşuň; gaýnadyň. Heatylylygy derrew peseldiň we 13 minut gaýnadyň.

Kartoşka goşuň; şweýsariýalylar ýuwulýança gaýnamagy dowam etdiriň.

Aýry tabaklara guýuň we täze petruşka bilen bezelen hyzmat ediň. Lezzet bilen!

ýaşyl mekgejöwen salady

(Takmynan 20 minutda taýýar + sowadyş wagty | 5-e hyzmat edýär)

Hyzmat başyna: Kaloriýa: 349; Atsaglar: 15.1 gr; Uglewodlar: 40,9 gr; Belok: 15,4 gr

Çig mal

1 ½ käse ýaşyl mekgejöwen, ýuwulan

2 käse arugula

Böleklere bölünen 2 käse roma salyny

1 käse çaga ysmanak

1/4 käse täze dogralan reyhan

1/2 käse dogralan çorbalar

2 sany sarymsak, ince kesilen

1/4 käse gün bilen guradylan pomidor, ýagda gaplanan, ýuwulan we dogralan

5 nahar çemçesi goşmaça bakja zeýtun ýagy

3 nahar çemçesi täze limon suwy

Deňiz duzy we ýer gara burç

Salgylar

Uly gazanda gaýnatmak üçin 4 ½ stakan suw we gyzyl mekgejöwen getiriň.

Heatylylygy derrew gaýnadyň we mekgejöweni ýene 15-17 minut bişirmäge dowam ediň, ýa-da ýumşak bolýança, kömelekli däl. Zeýreniň we doly sowadyň.

Ysmany salat tabagyna geçirmek; mekgejöweniň galan bölekleri bilen gowy garylýança garmaly.

Sowukda ýa-da otag temperaturasynda hyzmat ediň. Lezzet bilen!

. Acorn gök, nohut we kuskus çorbasy

(Takmynan 20 minutda taýýar | 4 hyzmat edýär)

Hyzmat başyna: Kaloriýa: 378; Atsaglar: 11 gr; Uglewodlar: 60,1 gr; Belok: 10,9 gr

Çig mal

2 nahar çemçesi zeýtun ýagy

1 dogralan

1 käşir, kesmeli we dogralan

2 käse dogralan akorn sogan

1 sapak dogralan selderýa

1 çaý çemçesi inçe dogralan sarymsak

1 çaý çemçesi guradylan bibariya, dogralan

1 çaý çemçesi guradylan kekik, dogralan

2 käse sogan krem

2 käse suw

1 käse gury kuskus

Deňiz duzy we ýer gara burç

1/2 çaý çemçesi gyzyl burç çemçe

6 unsiýa konserwirlenen nohut, guradyldy

2 nahar çemçesi täze limon suwy

Salgylar

Zeýtunlary agyr otly gazanda orta ýokary otda gyzdyryň. Indi ownuk, käşir, sogan we selderini takmynan 3 minut gowurmaly ýa-da gök önümler ýumşaýança gowurmaly.

Sarymsak, bibariya we kekini goşuň we 1 minutlap ýa-da hoşboý ysly bolýança gowurmagy dowam etdiriň.

Soňra çorba, suw, kuskus, duz, gara burç we gyzyl burç çemçe goşuň; gaýnadyň. Heatylylygy derrew azaldyň we 12 minut gaýnadyň.

Konserwirlenen nohutlary garmaly; 5 minut töweregi gyzýança ýa-da gyzdyrýança gaýnamagy dowam etdiriň.

Aýry tabaklarda hyzmat ediň we limon suwy sepiň. Lezzet bilen!

Sarymsak krostini bilen kelem çorbasy

(1 sagada golaý taýýar | 4 hyzmat edýär)

Hyzmat başyna: Kaloriýa: 408; : Ag: 23.1 gr; Uglewodlar: 37,6g; Belok: 11,8 gr

Çig mal

Çorba:

2 nahar çemçesi zeýtun ýagy

1 orta boý, dogralan

1 käse dogralan şugundyr

1 dogralan parsnip

1 dilimlenen käşir

2 käse bölek-bölek kelem

2 sany sarymsak, inçe kesilen

4 käse gök önüm çorbasy

2 aýlaw ýapragy

Deňiz duzy we ýer gara burç

1/4 çaý çemçesi kimyon tohumy

1/2 nahar çemçesi gorçisa tohumy

1 çaý çemçesi guradylan reyhan

2 pomidor, püresi

Crostini:

8 dilim baget

2 baş sarymsak

4 nahar çemçesi goşmaça bakja zeýtun ýagy

Salgylar

Gazanda 2 nahar çemçesi zeýtun orta ýokary otda gyzdyryň. Indi leňňe, şalgam, parsnip we käşir takmynan 4 minut gowurmaly ýa-da gök önümler çişýänçä gowurmaly.

Sarymsak we kelem goşuň we 1 minutlap ýa-da hoşboý ysly bolýança bişirmäge dowam ediň.

Soňra gök önüm çorbasy, aýlaw ýapragy, duz, gara burç, kimyon tohumy, gorçisa tohumy, guradylan reyhan we pomidor goşuň; gaýnadyň. Heatylylygy derrew gaýnadyň we 20 minut töweregi gaýnadyň.

Bu aralykda, ojagy 375 gradusa çenli gyzdyryň. Sarymsagy we baget dilimlerini 15 minut töweregi gowurmaly. Krostini ojakdan çykaryň.

Sarymsagy ýene 45 minut gowurmaly ýa-da gaty ýumşak bolýança dowam etdiriň. Sarymsagy sowadyň.

Indi sarymsaklaryň her kellesini ýiti pyçak bilen kesiň.

Bişen sarymsak gabygyny deriden gysyň. Sarymsagyň massasyny 4 nahar çemçesi goşmaça zeýtun ýagy bilen ezmeli.

Bişen sarymsak garyndysyny krostiniň ýokarsyna deň derejede ýaýlaň. Warmyly çorba bilen hyzmat ediň. Lezzet bilen!

Greenaşyl noýba çorbasy

(Takmynan 35 minutda taýýar | 4 hyzmat edýär)

Hyzmat başyna: Kaloriýa: 410; : Ag: 19,6 gr; Uglewodlar: 50,6 gr; Belok: 13,3 gr

Çig mal

1 nahar çemçesi künji ýagy

1 dogralan sogan

1 ýaşyl burç, tohumsyz we dogralan

2 kartoşka, arassalanyp, kublara bölünýär

2 sany ownuk sarymsak

4 käse gök önüm çorbasy

1 kilo ýaşyl noýba, dogralan

Deňiz duzy we ýer gara burç, möwsüme

1 stakan täze kokos süýdü

Salgylar

Künji tohumyny orta aşaky otda agyr çüýşeli gazanda gyzdyryň. Indi sogan, burç we kartoşkany takmynan 5 minut gowurmaly.

Sarymsagy goşuň we 1 minut bişirmeli ýa-da hoşboý ysly bolýança bişirmäge dowam ediň.

Soňra gök önüm çorbasy, ýaşyl noýba, duz we gara burç goşuň; gaýnadyň. Heatylylygy derrew peseldiň we 20 minut gaýnadyň.

Greenaşyl noýba garyndysyny kremli we ýylmanak çümdüriji blender bilen arassalaň.

Pýure garyndysyny gazana gaýtaryň. Kokos süýdüni goşuň we galyňlaşýança ýa-da ýene 5 minut gaýnadyň.

Aýry tabaklara guýuň we gyzgyn hyzmat ediň. Lezzet bilen!

Adaty fransuz sogan çorbasy

(Takmynan 1 sagat 30 minutda taýýar | 4 hyzmat edýär)

Hyzmat başyna: Kaloriýa: 129; Atsaglar: 8,6 gr; Uglewodlar: 7,4 gr; Belok: 6,3 gr

Çig mal

2 nahar çemçesi zeýtun ýagy

Inçe dilimlenen 2 sany uly sary sogan

2 sany kekik, dogralan

2 sany rozmarin, dogralan

2 çaý çemçesi balzam sirkesi

4 käse gök önüm çorbasy

Deňiz duzy we ýer gara burç

Salgylar

Zeýtun ýagyny gazanda ýa-da gazanda orta otda gyzdyryň. Indi sogan, kekik, bibariya we 1 çaý çemçesi deňiz duzy bilen 2 minut töweregi bişirmeli.

Indi ýylylygy orta derejä çenli azaldyň we soganlar karamelizasiýa edilýänçä ýa-da takmynan 50 minut bişirmegi dowam etdiriň.

Balzam sirkesini goşuň we ýene 15 minut bişirmäge dowam ediň. Çorba, duz we gara burç goşup, 20-25 minut gaýnamagy dowam etdiriň.

Tost bilen hyzmat ediň we lezzet alyň!

. gowrulan käşir çorbasy

(Takmynan 50 minutda taýýar | 4-e hyzmat edýär)

Hyzmat başyna: Kaloriýa: 264; : Ag: 18,6 gr; Uglewodlar: 20.1 gr; Belok: 7,4 gr

Çig mal

1 ½ kilogram käşir

4 nahar çemçesi zeýtun ýagy

1 dogralan sary sogan

2 sany ownuk sarymsak

1/3 çaý çemçesi ýer kimyon

Deňiz duzy we ak burç.

1/2 nahar çemçesi zerdejik tozy

4 käse gök önüm çorbasy

2 çaý çemçesi limon suwy

2 nahar çemçesi täze koriander, dogralan

Salgylar

Peçini 400 gradusa çenli gyzdyryp başlaň, käşirleri uly pergament bilen örtülen çörek bişirilýän kagyzyň üstünde goýuň; käşiri 2 nahar çemçesi zeýtun ýagy bilen garmaly.

Käşiri 35 minut töweregi ýa-da ýumşaýança gowurmaly.

Galan 2 nahar çemçesi zeýtun ýagyny agyr gazanda gyzdyryň. Indi sogan we sarymsagy takmynan 3 minut gowurmaly ýa-da hoşboý ysly bolýança gowurmaly.

Zer, duz, burç, zerde, gök önüm we gowrulan käşir goşuň. Pes otda ýene 12 minut bişirmegi dowam etdiriň.

Çorbany blender bilen arassalaň. Çorbanyň üstüne limon suwuny çalyň we täze koriander ýapraklary bilen bezelen hyzmat ediň. Lezzet bilen!

Italýan penne makaron salady

(Takmynan 15 minutda + sowadyş wagty | 3 hyzmat edýär)

Hyzmat başyna: Kaloriýa: 614; : Ag: 18,1 gr; Uglewodlar: 101 gr; Belok: 15,4 gr

Çig mal

9 unsi penne makaron

9 unsi konserwirlenen kanellini noýbasy, suwy

1 ownuk sogan, inçe kesilen

1/3 käse Niçoise zeýtun, dogralan we dilimlenen

2 italýan burç, dilimlenen

1 käse alça pomidor, ýarym kesilen

3 käse arugula

Bandaj:

3 nahar çemçesi goşmaça bakja zeýtun ýagy

1 çaý çemçesi limon gabygy

1 çaý çemçesi ownuk sarymsak

3 nahar çemçesi balzam sirkesi

1 çaý çemçesi italýan ösümlik garyndysy

Deňiz duzy we ýer gara burç

Salgylar

Penne makaronyny paket görkezmelerine görä bişiriň. Makarony süzüň we ýuwuň. Doly sowadyň we soňra salat gaba geçiriň.

Soňra salat gabyna noýba, sogan, zeýtun, burç, pomidor we arugula goşuň.

Geýimdäki ähli maddalary gowy garylýança garmaly. Salat geýiň we gaty sowuk hyzmat ediň. Lezzet bilen!

Hindi Çana Çat Salady

(45 minut töweregi wagt + sowadyş wagty | 4 hyzmat edýär)

Hyzmat başyna: Kaloriýa: 604; : Ag: 23.1 gr; Uglewodlar: 80g; Belok: 25,3 gr

Çig mal

1 kilogram gury nohut, bir gije siňdirildi

2 San Marzano pomidor, kesilen

1 Pars hyýar, dilimlenen

1 dogralan sogan

1 jaň burç, tohumsyz we inçe dilimlenen

1 ýaşyl çili, tohumly we inçe dilimlenen

2 eli çaga ysmanagy

1/2 çaý çemçesi Kaşmir çili tozy

4 sany köri ýapragy, dogralan

1 nahar çemçesi Çaat Masala

2 nahar çemçesi täze limon suwy ýa-da dadyp görmek

4 nahar çemçesi zeýtun ýagy

1 çaý çemçesi agave siropy

1/2 nahar çemçesi gorçisa tohumy

1/2 çaý çemçesi koriander tohumy

2 nahar çemçesi künji tohumy, ýeňil gowrulan

2 nahar çemçesi täze koriander, dogralan

Salgylar

Nohutlary süzüň we uly gazana ýerleşdiriň. Nohutlary 2 dýuým suw bilen ýapyň we gaýnadyň.

Derrew ýylylygy öçüriň we takmynan 40 minut bişirmäge dowam ediň.

Nohutlary pomidor, hyýar, sogan, jaň burç, ysmanak, çili tozy, köri ýapraklary we çaý masala bilen garmaly.

Ownuk tabakda limon şiresi, zeýtun ýagy, agave siropy, gorçisa tohumy we koriander tohumyny gowy garmaly.

Künji tohumy we täze koriander bilen bezeliň. Lezzet bilen!

Taý stili tempeh nahar salady

(45 minutda taýýar | 3-e hyzmat edýär)

Hyzmat başyna: Kaloriýa: 494; Atsaglar: 14,5 gr; Uglewodlar: 75g; Belok: 18,7 gr

Çig mal

6 unsiýa tempeh

4 nahar çemçesi tüwi sirkesi

4 nahar çemçesi soýa sousy

2 sany ownuk sarymsak

Täze gysylan 1 ownuk hek

5 unsiýa tüwi nahary

1 dogralan käşir

1 dogralan

3 eli bok choý, inçe dilimlenen

3 eli kale, böleklere bölün

1 jaň burç, tohumsyz we inçe dilimlenen

1 kilo guşuň gözi, kesilen

1/4 käse nohut ýagy

2 nahar çemçesi agave siropy

Salgylar

Keramiki gaba tempeh, 2 nahar çemçesi tüwi sirkesi, soýa sousy, sarymsak we limon suwuny goýuň; takmynan 40 minut gaýnatmaly.

Bu aralykda, tüwi naharlaryny paket görkezmelerine görä bişiriň. Naharlary süzüň we salat gaba salyň.

Salat gabyna käşir, ýalpak, kelem, kale we jaň burçuny goşuň. Arahis ýagyny, galan 2 nahar çemçesi tüwi sirkesini we agawa şerbetini goşup, birleşdirmeli.

Marinirlenen tempeh bilen ýokarsy we derrew hyzmat ediň. Lezzet al!

Klassiki brokkoli kremi

(Takmynan 35 minutda taýýar | 4 hyzmat edýär)

Hyzmat başyna: Kaloriýa: 334; : Ag: 24,5 gr; Uglewodlar: 22.5g; Belok: 10.2 gr

Çig mal

2 nahar çemçesi zeýtun ýagy

1 kilogram brokkoli

1 dogralan sogan

1 taýak dogralan selderýa

1 dogralan parsnip

1 çaý çemçesi ownuk sarymsak

3 käse gök önüm çorbasy

1/2 çaý çemçesi guradylan ukrop

1/2 çaý çemçesi guradylan oregano

Deňiz duzy we ýer gara burç

2 nahar çemçesi zygyr uny

1 stakan süýt

Salgylar

Zeýtun ýagyny orta aşaky otda agyr çüýşeli gazanda gyzdyryň. Indi brokkoli, sogan, selderini we parsnipi 5 minut töweregi gowurmaly, yzygiderli garmaly.

Sarymsagy goşuň we 1 minut bişirmeli ýa-da hoşboý ysly bolýança bişirmäge dowam ediň.

Soňra gök önüm çorbasyny, ukrop, oregano, duz we gara burç goşuň; gaýnadyň. Heatylylygy derrew gaýnadyň we 20 minut töweregi gaýnadyň.

Çorbany kremli we tekiz bolýança blender bilen arassalaň.

Pýure garyndysyny gazana gaýtaryň. Zygyr tohumynyň ununy we kokos süýdüni garmaly; 5 minut töweregi gyzýança gaýnamagy dowam etdiriň.

Dört tabaga salyň we lezzet alyň!

Marokkoly Raisin mekgejöwen salady

(Takmynan 20 minutda taýýar + sowadyş wagty | 4 hyzmat edýär)

Hyzmat başyna: Kaloriýa: 418; Atsaglar: 15g; Uglewodlar: 62,9 gr; Belok: 12,4 gr

Çig mal

1 käse gyzyl mekgejöwen, ýuwulan

1 sany uly käşir, dogralan

1 Pars hyýar, inçe dilimlenen

1 dogralan süýji sogan

1/2 käse altyn kişmiş

1/4 käse täze nan, dogralan

1/4 käse täze reyhan, dogralan

1/4 käse goşmaça bakja zeýtun ýagy

1/4 käse limon suwy, täze gysylan

1 çaý çemçesi grated limon gabygy

1/2 çaý çemçesi täze zynjyr köküm, gabykly we dogralan

1/2 çaý çemçesi granulirlenen sarymsak

1 çaý çemçesi ýer burç

Deňiz duzy we ýer gara burç

Salgylar

Uly gazanda 3 käse suw we 1 käse mekgejöwen gaýnadyň.

Heatylylygy derrew gaýnadyň we mekgejöweni ýene 15-17 minut bişirmäge dowam ediň, ýa-da ýumşak, ýöne henizem kömelekli bolýança. Zeýreniň we doly sowadyň.

Ysmany salat tabagyna geçirmek; käşir, hyýar we süýji sogan goşuň. Soňra salatda kişmiş, nan we reýhan goşuň.

Ownuk tabakda zeýtun ýagyny, limon suwuny, limon zemini, zynjyr, sarymsak, sogan, duz we gara burç bilen bulamaly.

Salat geýiň we gaty sowuk hyzmat ediň. Lezzet bilen!

Asparagus we towuk salady

(Takmynan 10 minutda taýýar + sowadyş wagty | 5-e hyzmat edýär)

Hyzmat başyna: Kaloriýa: 198; : Ag: 12,9 gr; Uglewodlar: 17.5g; Belok: 5.5 gr

Çig mal

1 ¼ funt asparagus, kesilen we ownuk böleklere bölünen

5 unsiýa konserwirlenen nohut, guradylan we ýuwulan

1 çipotil çili, tohumly we dogralan

1 Italýan jaň burç, tohumsyz we dogralan

1/4 käse täze reyhan ýapraklary, dogralan

1/4 käse täze petruşka ýapraklary, dogralan

2 nahar çemçesi täze nan ýapragy

2 nahar çemçesi täze dogralan çaýlar

1 çaý çemçesi ownuk sarymsak

1/4 käse goşmaça bakja zeýtun ýagy

1 nahar çemçesi balzam sirkesi

1 nahar çemçesi täze limon suwy

2 nahar çemçesi soýa sousy

1/4 çaý çemçesi ýer burç

1/4 çaý çemçesi ýer kimyon

Tagamy üçin deňiz duzy we täze ýer burç

Salgylar

Asparagus bilen birlikde gaýnadylan duzly suwdan uly gazana getiriň; 2 minut gaýnatmaly; guradyň we ýuwuň.

Asparagusy salat gabyna geçiriň.

Asparagusy nohut, paprika, otlar, sarymsak, zeýtun ýagy, sirke, limon suwy, soýa sousy we ysly zatlar bilen garmaly.

Birleşdirmäge we derrew hyzmat etmäge garmaly. Lezzet bilen!

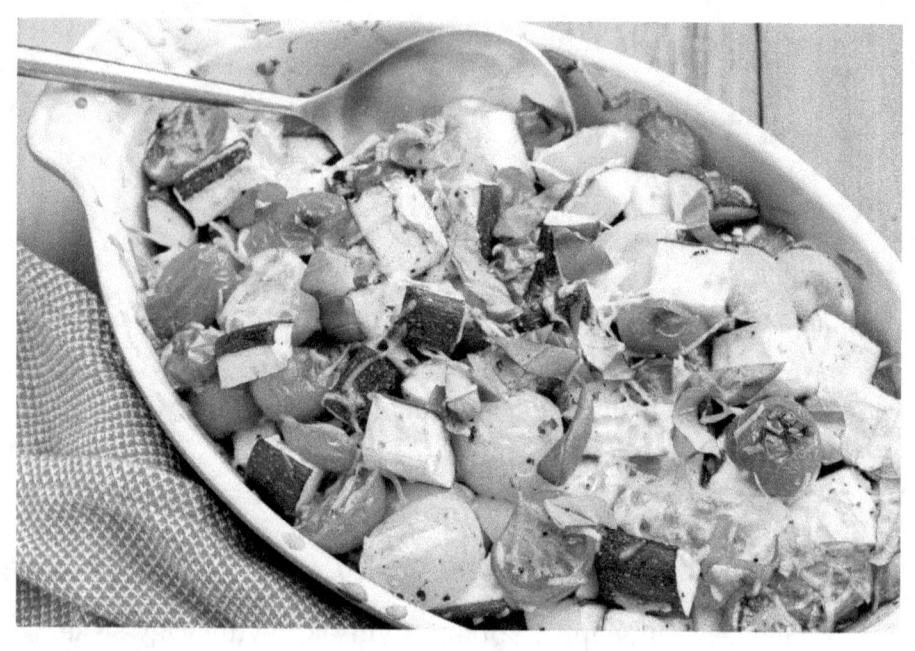

Köne moda ýaşyl noýba salady

(Takmynan 10 minutda taýýar + sowadyş wagty | 4 hyzmat edýär)

Hyzmat başyna: Kaloriýa: 240; Atsaglar: 14,1 gr; Uglewodlar: 29g; Belok: 4,4 gr

Çig mal

1 ½ kilo ýaşyl noýba, dogralan

1/2 käse dogralan çaýlar

1 çaý çemçesi ownuk sarymsak

1 Pars hyýar, dilimlenen

2 käse üzüm pomidor, ýarym kesilen

1/4 käse zeýtun ýagy

1 çaý çemçesi ýumşak gorçisa

2 nahar çemçesi tamari sousy

2 nahar çemçesi limon suwy

1 nahar çemçesi alma sirkesi

1/4 çaý çemçesi ýer kimyon

1/2 çaý çemçesi guradylan kekik

Deňiz duzy we ýer gara burç

Salgylar

Greenaşyl noýba duzly suwda uly gazanda 2 minut töweregi gaýnadyň.

Döküň we noýba doly sowadyň; soň salat gaba geçiriň. Fasuly galan maddalar bilen garmaly.

Lezzet bilen!

Gyş nohut çorbasy

(Takmynan 25 minutda taýýar | 4 hyzmat edýär)

Hyzmat başyna: Kaloriýa: 234; Atsaglar: 5,5 gr; Uglewodlar: 32.3g; Belok: 14,4 gr

Çig mal

1 nahar çemçesi zeýtun ýagy

2 nahar çemçesi dogralan çorba

1 dilimlenen käşir

1 dogralan parsnip

1 sapak dogralan selderýa

1 çaý çemçesi täze dogralan sarymsak

4 käse gök önüm çorbasy

2 aýlaw ýapragy

1 sany bibariya, dogralan

16 unsiýa konserwasiýa deňiz noýbasy

Dadyp görmek üçin deňiz duzunyň we ýeriň gara burçunyň bölekleri

Salgylar

Zeýtunlary agyr otly gazanda orta ýokary otda gyzdyryň. Indi ownuk, käşir, parsnip we selderini 3 minut töweregi ýa-da gök önümler ýumşaýança gowurmaly.

Sarymsagy goşuň we 1 minut bişirmeli ýa-da hoşboý ysly bolýança bişirmäge dowam ediň.

Soňra gök önüm çorbasyny, aýlaw ýapragyny we biberi goşup, gaýnadyň. Heatylylygy derrew azaldyň we 10 minut gaýnadyň.

Ak noýba goşuň we gyzýança ýene 5 minut bişirmäge dowam ediň. Dadyp görmek üçin duz we gara burç bilen möwsüm.

Aýry tabaklarda hyzmat ediň, aýlag ýapraklaryny taşlaň we gyzgyn hyzmat ediň. Lezzet bilen!

Italýan Cremini kömelek çorbasy

(Takmynan 15 minutda taýýar | 3-e hyzmat edýär)

Hyzmat başyna: Kaloriýa: 154; : Ag: 12,3 gr; Uglewodlar: 9,6 gr; Belok: 4,4 gr

Çig mal

3 nahar çemçesi wegetarian ýagy

1 sarymsak, ownuk

1 gyzyl burç, dogralan

1/2 çaý çemçesi basylan sarymsak

3 käse kremini kömelek, dogralan

2 nahar çemçesi badam uny

3 käse suw

1 çaý çemçesi italýan ösümlik garyndysy

Deňiz duzy we ýer gara burç

1 nahar çemçesi täze çemçe, dogralan

Salgylar

Wegetarian ýagyny gazanda orta ýokary otda erediň. Gyzgyn bolandan soň, sogan we burç ýumşaýança 3 minut töweregi gowurmaly.

Sarymsak we kremini kömeleklerini goşuň we kömelek ýumşaýança gowurmagy dowam etdiriň. Badam ununy kömelekleriň üstüne sepiň we 1 minut töweregi bişirmegi dowam etdiriň.

Beýleki maddalary goşuň. Gapagy bilen gaýnadyň we suwuklyk birneme galyňlaşýança ýene 5-6 minut bişirmäge dowam ediň.

Çorba bilen üç tabakda berilýär we täze çaýlar bilen bezelýär. Lezzet bilen!

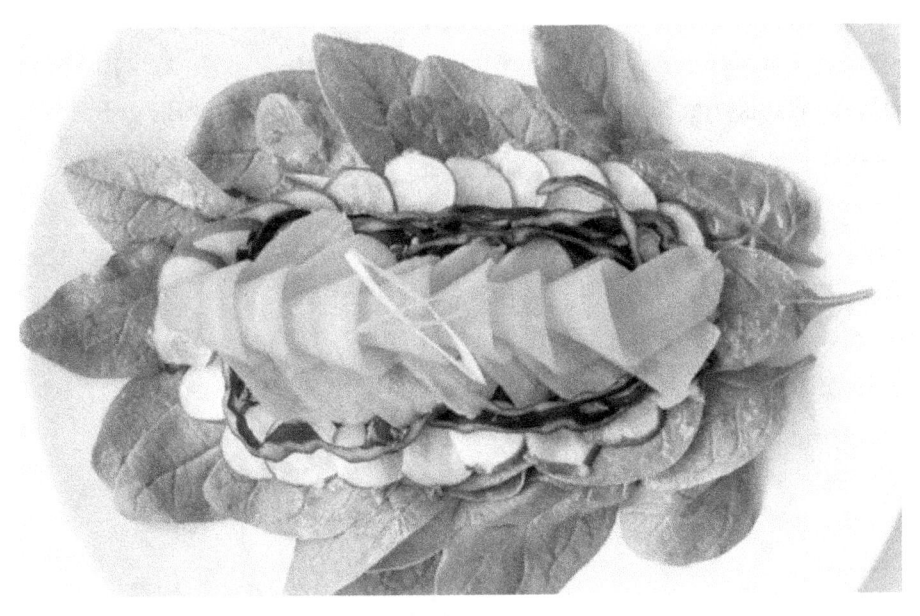

Otlar bilen kartoşka kremi

(Takmynan 40 minutda taýýar | 4 hyzmat edýär)

Hyzmat başyna: Kaloriýa: 400; : Ag: 9g; Uglewodlar: 68,7g; Belok: 13,4 gr

Çig mal

2 nahar çemçesi zeýtun ýagy

1 dogralan sogan

1 sapak dogralan selderýa

4 sany uly kartoşka, arassalanan we dogralan

2 sany ownuk sarymsak

1 çaý çemçesi täze dogralan reyhan

1 çaý çemçesi dogralan täze petruşka

1 çaý çemçesi täze dogralan biberi

1 aýlaw ýapragy

1 çaý çemçesi ýer burç

4 käse gök önüm çorbasy

Dadyp görmek üçin duz we täze ýer gara burç.

2 nahar çemçesi täze dogralan çaýlar

Salgylar

Zeýtun ýagyny orta aşaky otda agyr çüýşeli gazanda gyzdyryň. Gyzgyn bolanda, sogan, kelem we kartoşkany takmynan 5 minut gowurmaly.

Sarymsak, reyhan, petruşka, bibariya, aýlaw ýapragy we otlary goşuň we 1 minutlap ýa-da hoşboý ysly bişirmegi dowam etdiriň.

Indi gök önüm çorbasyny, duz we gara burç goşup, çalt gaýnadyň. Heatylylygy derrew peseldiň we 30 minut töweregi gaýnadyň.

Çorbany kremli we tekiz bolýança blender bilen arassalaň.

Çorbany gyzdyryň we täze çaýlar bilen hyzmat ediň. Lezzet bilen!

Kwinoa we awakado salady

(Takmynan 15 minutda + sowadyş wagty | 4 hyzmat edýär)

Hyzmat başyna: Kaloriýa: 399; : Ag: 24,3 gr; Uglewodlar: 38.5g; Belok: 8,4 gr

Çig mal

1 käse kwino, ýuwuldy

1 dogralan sogan

1 pomidor, dogralan

Zolaklara bölünen 2 sany gowrulan burç

2 nahar çemçesi dogralan petruşka

2 nahar çemçesi dogralan reyhan

1/4 käse goşmaça bakja zeýtun ýagy

2 nahar çemçesi gyzyl çakyr sirkesi

2 nahar çemçesi limon suwy

1/4 çaý çemçesi kaýen burç

Deňiz duzy we täze ýer gara burç, tagam bermek üçin

1 awakado, gabykly, gabykly we dilimlenen

1 nahar çemçesi tostlanan künji tohumy

Salgylar

Suwy we kwinony bir gazana goýuň we gaýnadyň. Derrew gaýnadyň.

Kwino ähli suwy siňdirýänçä, takmynan 13 minut gaýnadyň; Kwinony vilka bilen süpüriň we doly sowadyň. Soň bolsa, kwinony salat gabyna geçiriň.

Salat gabyna sogan, pomidor, gowrulan burç, petruşka we reyhan goşuň. Başga bir ownuk tabakda zeýtun ýagyny, sirkäni, limon suwuny, kaýen burçuny, duzy we gara burç bilen bulamaly.

Salady geýiň we gowy birleşdirmek üçin garmaly. Awokado dilimleriniň üstünde we tostlanan künji tohumy bilen bezeliň.

Lezzet bilen!

Tofu bilen Tabbouleh salady

(Takmynan 20 minutda taýýar + sowadyş wagty | 4 hyzmat edýär)

Hyzmat başyna: Kaloriýa: 379; : Ag: 18,3 gr; Uglewodlar: 40,7g; Belok: 19,9 gr

Çig mal

1 käse bulgur uny

2 San Marzano pomidor, dilimlenen

1 Pars hyýar, inçe dilimlenen

2 nahar çemçesi dogralan reyhan

2 nahar çemçesi dogralan petruşka

4 dogralan bahar sogan

2 käse arugula

2 käse çaga ysmanagy, böleklere bölünýär

4 nahar çemçesi tahini

4 nahar çemçesi limon suwy

1 nahar çemçesi soýa sousy

1 çaý çemçesi täze sarymsak, basylýar

Deňiz duzy we ýer gara burç

12 uns çilim çekilen, kesilen

Salgylar

Gazanda 2 stakan suw we bulgur gaýnadyň. Heatylylygy derrew gaýnadyň we 20 minut töweregi gaýnadyň ýa-da bulgur ýumşak bolýança we suw siňýänçä. Çeňňek bilen süpüriň we sowatmak üçin uly tarelka çykyň.

Bulgury salat gabyna goýuň, yzyndan pomidor, hyýar, reyhan, petruşka, bahar sogan, arugula we ysmanak goýuň.

Ownuk tabakda tahini, limon suwy, soýa sousy, sarymsak, duz we gara burç bilen bulamaly. Salat geýiň we garmaly.

Salatany kakadylan tofu bilen ýokarlandyryň we otag temperaturasynda hyzmat ediň. Lezzet bilen!

Bag makaron salady

(Takmynan 10 minutda taýýar + sowadyş wagty | 4 hyzmat edýär)

Hyzmat başyna: Kaloriýa: 479; Atsaglar: 15g; Uglewodlar: 71,1 gr; Belok: 14,9 gr

Çig mal

12 unsi rotini makaron

1 ownuk sogan, inçe kesilen

1 käse alça pomidor, ýarym kesilen

1 jaň burç, dogralan

1 jalapeño burç, dogralan

1 nahar çemçesi gapak, gurady

Böleklere bölünen 2 stakan aýsberg salat

2 nahar çemçesi dogralan täze petruşka

2 nahar çemçesi dogralan täze koriander

2 nahar çemçesi täze dogralan reyhan

1/4 käse zeýtun ýagy

2 nahar çemçesi alma sirkesi

1 çaý çemçesi basylan sarymsak

Dadyp görmek üçin köşer duzy we ýer gara burç

2 nahar çemçesi iýmitlenýän hamyrmaýa

2 nahar çemçesi gowrulan we dogralan sosna hozy

Salgylar

Makarony paketdäki görkezmelere laýyklykda bişiriň. Makarony süzüň we ýuwuň. Doly sowadyň we soňra salat gaba geçiriň.

Soňra salat gabyna sogan, pomidor, burç, kepir, salat, petruşka, silantro we reyhan goşuň.

Zeýtun ýagyny, sirkäni, sarymsagy, duzy, gara burç we ýokumly hamyry garmaly. Salady we ýokarsyny tostlanan sosna hozy bilen geýiň. Lezzet bilen!

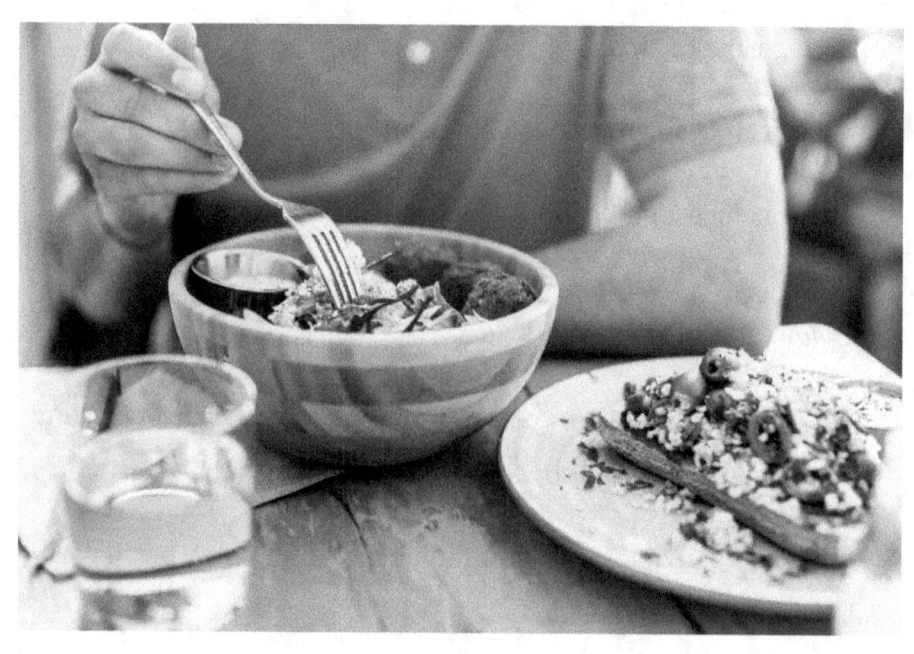

adaty ukrain borscht

(Takmynan 40 minutda taýýar | 4 hyzmat edýär)

Hyzmat başyna: Kaloriýa: 367; : Ag: 9,3 gr; Uglewodlar: 62,7g; Belok: 12.1 gr

Çig mal

2 nahar çemçesi künji ýagy

1 dogralan gyzyl sogan

2 käşir, kesilen we dilimlenen

2 sany uly şugundyr, gabykly we dilimlenen

2 sany uly kartoşka, arassalanyp, kublara bölünýär

4 käse gök önüm çorbasy

2 sany ownuk sarymsak

1/2 çaý çemçesi kimyon tohumy

1/2 çaý çemçesi selderiniň tohumy

1/2 nahar çemçesi tohumy

1 kg gyzyl kelem

1/2 çaý çemçesi täze döwülen burç çigidi

Köşer duzy

2 aýlaw ýapragy

2 nahar çemçesi çakyr sirkesi

Salgylar

Künji ýagyny Gollandiýaly ojakda orta otda gyzdyryň. Yssy bolanda, sogan, ýumşak we aç-açan bolýança, takmynan 6 minut bişirmeli.

Käşir, tomzak we kartoşka goşuň we gök önümleriň ätiýaçlygyny yzygiderli goşup, ýene 10 minut gowurmaly.

Soňra sarymsak, kimyon tohumy, selderiniň tohumy, şüweleň tohumyny goşuň we ýene 30 sekunt gowurmaly.

Kelem, burç garyndysy, duz we aýlaw ýapraklaryny goşuň. Galan ätiýaçlygy goşup, gaýnadyň.

Heatylylygy derrew gaýnadyň we gök önümler ýumşaýança ýene 20-23 minut bişirmäge dowam ediň.

Aýry tabaklarda hyzmat ediň we sirke bilen damlaň. Hyzmat et we lezzet al!

beluga mekgejöwen salady

(Takmynan 20 minutda taýýar + sowadyş wagty | 4 hyzmat edýär)

Hyzmat başyna: Kaloriýa: 338; : Ag: 16,3 gr; Uglewodlar: 37.2g; Belok: 13 gr

Çig mal

1 käse beluga mekgejöweni, ýuwuldy

1 Pars hyýar, dilimlenen

1 sany uly pomidor, dilimlenen

1 dogralan gyzyl sogan

1 jaň burç, dilimlenen

1/4 käse täze dogralan reyhan

1/4 käse täze italýan petruşkasy, dogralan

2 unsiýa ýaşyl zeýtun, oturdylan we dilimlenen

1/4 käse zeýtun ýagy

4 nahar çemçesi limon suwy

1 çaý çemçesi ýumşak gorçisa

1/2 çaý çemçesi ownuk sarymsak

1/2 çaý çemçesi gyzyl burç çemçe

Deňiz duzy we ýer gara burç

Salgylar

Uly gazanda 3 käse suw we 1 käse mekgejöwen gaýnadyň.

Heatylylygy derrew gaýnadyň we mekgejöweni ýene 15-17 minut bişirmäge dowam ediň, ýa-da ýumşak bolýança, kömelekli däl. Zeýreniň we doly sowadyň.

Ysmany salat tabagyna geçirmek; hyýar, pomidor, sogan, jaň burç, reyhan, petruşka we zeýtun goşuň.

Zeýtun ýagyny, limon suwuny, gorçisa, sarymsagy, gyzyl burç çemçelerini, duzy we gara burçuny ownuk gaba garmaly.

Salat geýiň, garyşdyryň we gaty sowuk hyzmat ediň. Lezzet bilen!

Hindi Naan Salady

(Takmynan 10 minutda taýýar | 3-e hyzmat edýär)

Hyzmat başyna: Kaloriýa: 328; : Ag: 17,3 gr; Uglewodlar: 36,6 gr; Belok: 6,9 gr

Çig mal

3 nahar çemçesi künji ýagy

1 çaý çemçesi zynjyr, gabykly we dogralan

1/2 çaý çemçesi kimyon tohumy

1/2 nahar çemçesi gorçisa tohumy

1/2 çaý çemçesi garylan burç

1 nahar çemçesi köri ýapraklary

Ownuk böleklere bölünen 3 sany çörek

1 dogralan

2 pomidor, dogralan

Gimalaý duzy, dadyp görmek

1 nahar çemçesi soýa sousy

Salgylar

2 nahar çemçesi künji ýagyny orta ýokary otda gyzdyrmaň.

Zynjyr, kimyon tohumy, gorçisa tohumy, garylan burç we köri ýapraklaryny hoşboý ysly bolýança 1 minutlap tostlaň.

Nahar çöregini goşuň we altyn goňur we ýakymly ysly zatlar bilen gowy örtülýänçä yzygiderli garmaly.

Çörekleri we pomidorlary salat gabyna salyň; duz, soýa sousy we galan nahar çemçesi künji ýagy bilen garmaly.

Salatanyň üstünde tost goýuň we otag temperaturasynda hyzmat ediň. Lezzet al!

Grek stilinde gowrulan burç salady

(Takmynan 10 minutda taýýar | 2 edýär)

Hyzmat başyna: Kaloriýa: 185; Atsaglar: 11,5 gr; Uglewodlar: 20,6 gr; Belok: 3,7 gr

Çig mal

2 gyzyl burç

2 sany sary burç

2 sany sarymsak, basylan

4 çaý çemçesi goşmaça bakja zeýtun ýagy

1 nahar çemçesi gapak, ýuwuň we guradyň

2 nahar çemçesi gyzyl çakyr sirkesi

Dadyp görmek üçin deňiz duzy we ýer burç

1 çaý çemçesi täze ukrop, dogralan

1 çaý çemçesi täze dogralan oregano

1/4 käse Kalamata zeýtun, gabykly we dilimlenen

Salgylar

Burçlary pergament bilen örtülen çörek bişirilýän kagyzyň üstünde 10 minut töweregi gowurmaly, panany bişirilýän wagtyň ýarysyna öwrüp, her tarapdan ýanýança.

Soňra burçlary plastmassa örtük bilen bug bilen ýapyň. Derini, tohumlary we soganlary taşlaň.

Burçlary zolaklara bölüň we salat gaba salyň. Galan maddalary goşuň we gowy birleşdirmek üçin garmaly.

Hyzmat etmäge taýyn bolýançaňyz sowadyň. Lezzet bilen!

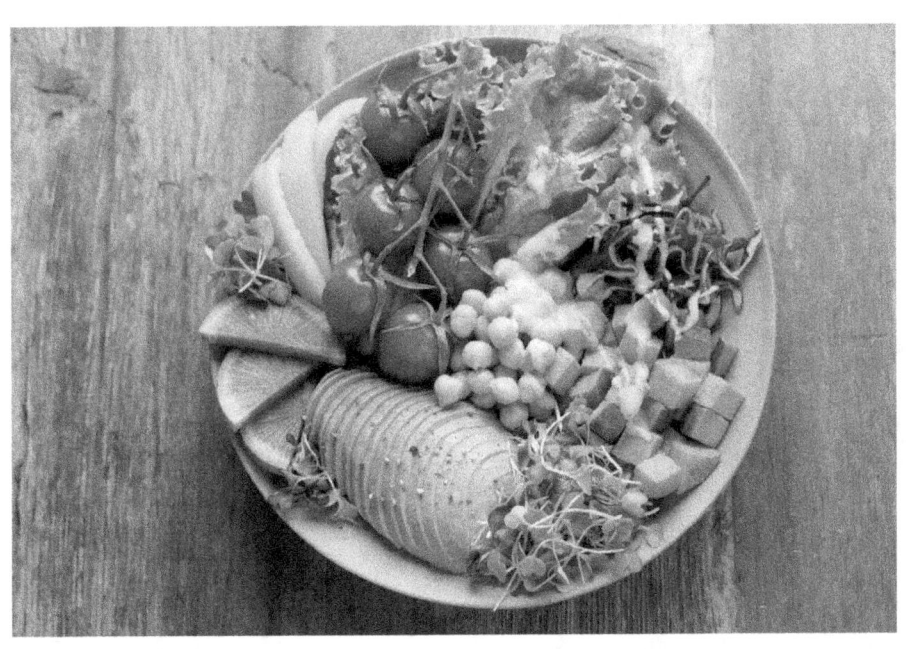

Fasulye we kartoşka çorbasy

(30 minut töweregi taýýar | 4 hyzmat edýär)

Hyzmat başyna: Kaloriýa: 266; Atsaglar: 7,7 gr; Uglewodlar: 41,3g; Belok: 9,3 gr

Çig mal

2 nahar çemçesi zeýtun ýagy

1 dogralan sogan

1 kg kartoşka, gabykly we dogralan

1 orta selderýa sapagy, dogralan

2 sany ownuk sarymsak

1 çaý çemçesi paprika

4 käse suw

2 nahar çemçesi wegetarian çorbanyň tozy

16 unsi konserwirlenen noýba

2 käse çaga ysmanagy

Deňiz duzy we ýer gara burç

Salgylar

Zeýtunlary agyr otly gazanda orta ýokary otda gyzdyryň. Indi sogan, kartoşka we selderini takmynan 5 minut gowurmaly ýa-da sogan açyk we ýumşak bolýança gowurmaly.

Sarymsagy goşuň we 1 minut bişirmeli ýa-da hoşboý ysly bolýança bişirmäge dowam ediň.

Soňra paprika, suw we wegetarian çörek goşup, gaýnadyň. Heatylylygy derrew azaldyň we 15 minut gaýnadyň.

Gara noýba we ysmanak bilen garmaly; Gyzdyrylýança takmynan 5 minut gaýnamagy dowam etdiriň. Dadyp görmek üçin duz we gara burç bilen möwsüm.

Aýry tabaklara guýuň we gyzgyn hyzmat ediň. Lezzet bilen!

Duzly gyş kwino salady

(Takmynan 20 minutda taýýar + sowadyş wagty | 4 hyzmat edýär)

Hyzmat başyna: Kaloriýa: 346; Atsaglar: 16,7 gr; Uglewodlar: 42,6 gr; Belok: 9,3 gr

Çig mal

1 käse kwino

4 sany sarymsak, dogralan

2 duz, dogralan

10 unsiýa konserwirlenen gyzyl jaň burç, dogralan

1/2 stakan ýaşyl zeýtun, dogralan we dilimlenen

2 stakan kelem, kesilen

Böleklere bölünen 2 stakan aýsberg salat

4 duzlanan gyzgyn burç, dogralan

4 nahar çemçesi zeýtun ýagy

1 nahar çemçesi limon suwy

1 çaý çemçesi limon gabygy

1/2 çaý çemçesi guradylan marjoram

Deňiz duzy we ýer gara burç

1/4 käse täze çaýlar, gaty dogralan

Salgylar

Iki käse suw we kwinony bir gazana goýuň we gaýnadyň. Derrew gaýnadyň.

Kwino ähli suwy siňdirýänçä, takmynan 13 minut gaýnadyň; Kwinony vilka bilen süpüriň we doly sowadyň. Soň bolsa, kwinony salat gabyna geçiriň.

Salat gabyna sarymsak, duz, burç, zeýtun, kelem, kale we duzlanan çili goşuň we birleşdirmeli.

Geýimleri galan maddalary garyşdyryp, ownuk tabakda taýýarlaň. Salady geýiň, gowy garmaly we derrew hyzmat ediň. Lezzet bilen!

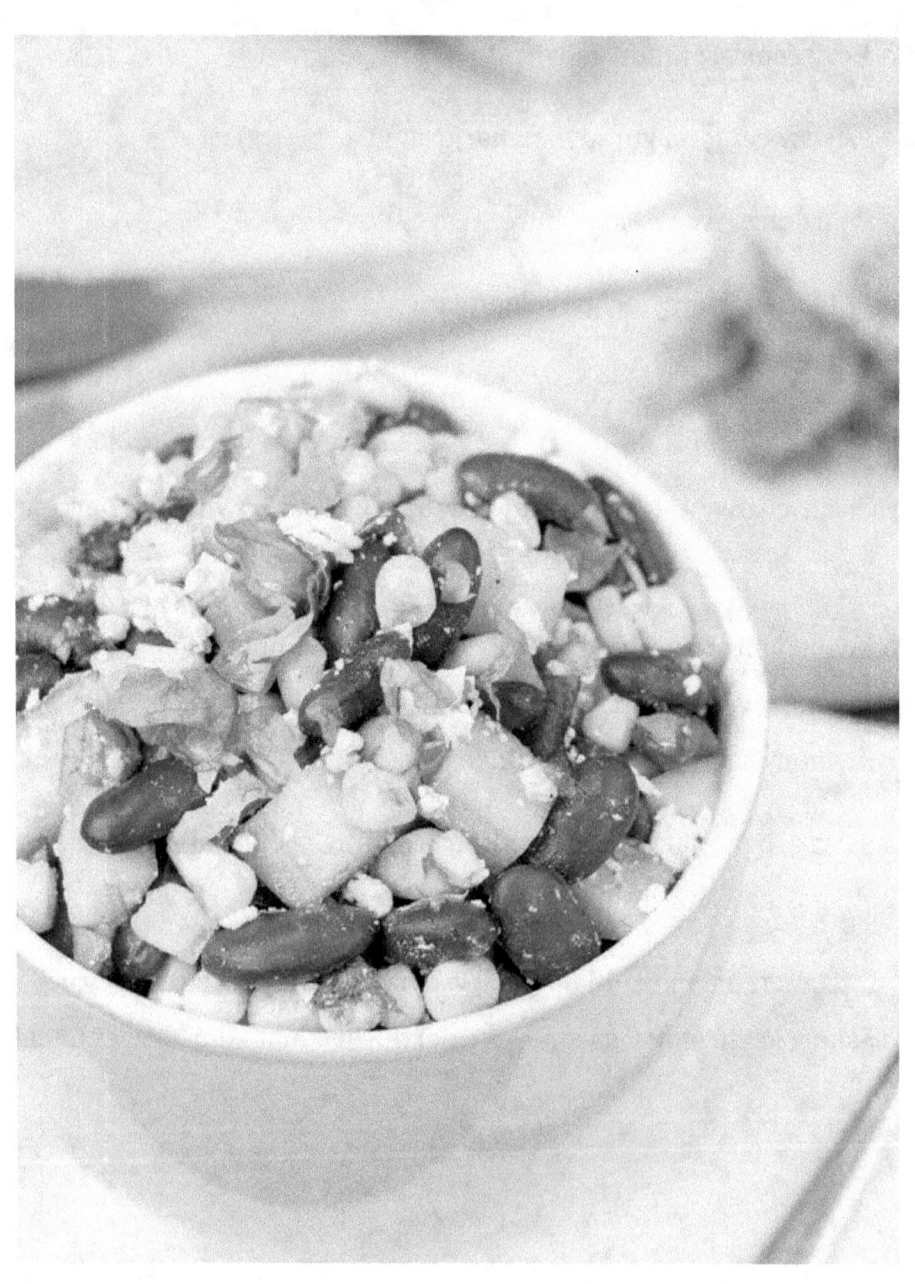

Bişen ýabany kömelek çorbasy

(Takmynan 55 minutda taýýarlandy | 3-e hyzmat edýär)

Hyzmat başyna: Kaloriýa: 313; : Ag: 23,5 gr; Uglewodlar: 14.5g; Belok: 14,5 gr

Çig mal

3 nahar çemçesi künji ýagy

1 kilogram garylan ýabany kömelek, dilimlenen

1 sarymsak, ownuk

3 sany sarymsak, dogralan we bölünen

2 sany kekik, dogralan

2 sany rozmarin, dogralan

1/4 käse zygyr nahary

1/4 käse gury ak şerap

3 käse gök önüm çorbasy

1/2 çaý çemçesi gyzyl çilim

Sarymsak duzy we täze ýer gara burç, tagam bermek üçin

Salgylar

Peçini 395 gradusa çenli gyzdyryp başlaň.

Kömelekleri çörek kagyzy bilen örtülen çörek bişirilýän ýerde bir gatlakda tertipläň. Kömelekleri 1 nahar çemçesi künji ýagy bilen çalyň.

Kömelekleri gyzdyrylan peçde 25 minut töweregi ýa-da ýumşaýança gowurmaly.

Galan 2 nahar çemçesi künji ýagyny gazanda orta otda gyzdyryň. Soňra soganlygy 3 minut töweregi gowurmaly ýa-da ýumşak we aç-açan bolýança gowurmaly.

Soňra sarymsagy, kekini we biberi goşuň we hoşboý ysly bolýança 1 minut gowurmaly. Zygyr naharyny hemme ýere sepiň.

Galan maddalary goşuň we ýene 10-15 minut ýa-da hemme zat bişýänçä gaýnamagy dowam etdiriň.

Bişen kömelekleri goşuň we ýene 12 minut bişirmäge dowam ediň. Çorba tabaklaryna atyň we gyzgyn hyzmat ediň. Lezzet al!

Ortaýer deňzi stili Greenaşyl noýba çorbasy

(Takmynan 25 minutda taýýar | 5 ýasaýar)

Hyzmat başyna: Kaloriýa: 313; : Ag: 23,5 gr; Uglewodlar: 14.5g; Belok: 14,5 gr

Çig mal

2 nahar çemçesi zeýtun ýagy

1 dogralan sogan

1 selderýa ýapragy, dogralan

1 dilimlenen käşir

2 sany ownuk sarymsak

1 dogralan gök

5 käse gök önüm çorbasy

1 ¼ funt ýaşyl noýba, kesilen we ownuk böleklere bölünen

Arassalanan 2 sany orta pomidor

Deňiz duzy we täze ýer gara burç

1/2 çaý çemçesi kaýen burç

1 çaý çemçesi oregano

1/2 çaý çemçesi guradylan ukrop

1/2 käse Kalamata zeýtun, gabykly we dilimlenen

Salgylar

Zeýtunlary agyr otly gazanda orta ýokary otda gyzdyryň. Indi sogan, kelem we käşir takmynan 4 minut gowurmaly ýa-da gök önümler ýumşaýança gowurmaly.

Sarymsak we gök goşup, 1 minutlap ýa-da hoşboý ysly bolýança bişirmegi dowam etdiriň.

Soňra gök önüm çorbasyny, ýaşyl noýba, pomidor, duz, gara burç, kaýen burç, oregano we guradylan ukrop goşuň; gaýnadyň. Heatylylygy derrew azaldyň we 15 minut töweregi gaýnadyň.

Aýry-aýry tabaklara atyň we dilimlenen zeýtun bilen hyzmat ediň. Lezzet bilen!

Käşir kremi

(30 minut töweregi taýýar | 4 hyzmat edýär)

Hyzmat başyna: Kaloriýa: 333; : Ag: 23g; Uglewodlar: 26g; Belok: 8,5 gr

Çig mal

2 nahar çemçesi künji ýagy

1 dogralan sogan

1 ½ kg käşir, kesilen we dogralan

1 dogralan parsnip

2 sany ownuk sarymsak

1/2 çaý çemçesi köri tozy

dadyp görmek üçin deňiz duzy we kaýen burç

4 käse gök önüm çorbasy

1 stakan täze kokos süýdü

Salgylar

Künji ýagyny orta ýokary otda agyr çüýşeli gazanda gyzdyryň. Indi sogan, käşir we petruşkany 5 minut töweregi gowurmaly, yzygiderli garmaly.

Sarymsagy goşuň we 1 minut bişirmeli ýa-da hoşboý ysly bolýança bişirmäge dowam ediň.

Soňra köri tozy, duz, kaýen burç we gök önüm çorbasy goşuň; çalt gaýnadyň. Heatylylygy derrew azaldyň we 18-20 minut gaýnadyň.

Çorbany kremli we tekiz bolýança blender bilen arassalaň.

Pýure garyndysyny gazana gaýtaryň. Kokos süýdüni goşuň we galyňlaşýança ýa-da ýene 5 minut gaýnadyň.

Dört jamyň arasynda bölüň we gyzgyn hyzmat ediň. Lezzet bilen!

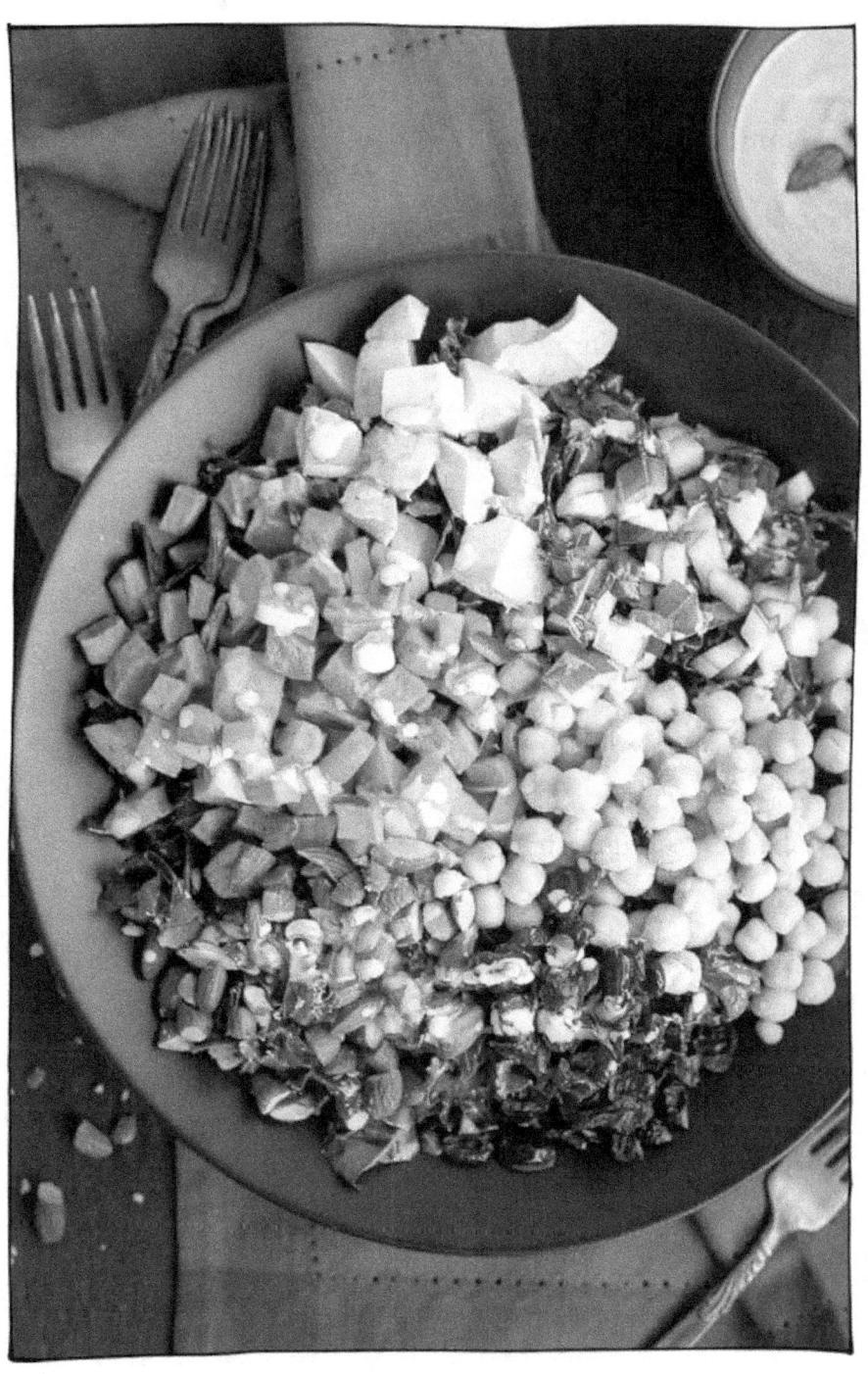

Nonnanyň italýan pizza salady

(Takmynan 15 minutda + sowadyş wagty | 4 hyzmat edýär)

Hyzmat başyna: Kaloriýa: 595; : Ag: 17,2 gr; Uglewodlar: 93 gr; Belok: 16 gr

Çig mal

1 kilogram makaron

1 stakan marinadlanan kömelek, dilimlenen

1 käse üzüm pomidor, ýarym

4 nahar çemçesi dogralan çaýlar

1 çaý çemçesi ownuk sarymsak

1 Italýan jaň burç, dilimlenen

1/4 käse goşmaça bakja zeýtun ýagy

1/4 käse balzam sirkesi

1 çaý çemçesi guradylan oregano

1 çaý çemçesi guradylan reyhan

1/2 çaý çemçesi guradylan bibariya

dadyp görmek üçin deňiz duzy we kaýen burç

1/2 stakan gara zeýtun, dilimlenen

Salgylar

Makarony paketdäki görkezmelere laýyklykda bişiriň. Makarony süzüň we ýuwuň. Doly sowadyň we soňra salat gaba geçiriň.

Soňra galanlaryny goşuň we makaron gowy örtülýänçä zyňyň.

Tagamlary dadyň we sazlaň; ulanmaga taýyn bolýança pizza salatyny holodilnikde goýuň. Lezzet bilen!

Kremli altyn gök önüm çorbasy

(Takmynan 45 minutda taýýar | 4-e hyzmat edýär)

Hyzmat başyna: Kaloriýa: 550; : Ag: 27,2 gr; Uglewodlar: 70,4g; Belok: 13,2 gr

Çig mal

2 nahar çemçesi awakado ýagy

1 dogralan sary sogan

2 onukon altyn kartoşka, gabykly we dogralan

2 kg arahis ýagy, gabykly, dogralan we dogralan

1 parsnip, kesilen we dilimlenen

1 çaý çemçesi zynjyr-sarymsak pastasy

1 çaý çemçesi zerdejik tozy

1 çaý çemçesi arpabyr tohumy

1/2 çaý çemçesi çili tozy

1/2 çaý çemçesi kädi pirogy

Dadyp görmek üçin köşer duzy we ýer gara burç

3 käse gök önüm çorbasy

1 stakan süýt

2 nahar çemçesi kädi tohumy

Salgylar

Oilagy agyr çüýşeli gazanda orta ýokary otda gyzdyryň. Indi sogan, kartoşka, kartoşka we parsnips 10 minut töweregi gowurmaly, hatda bişirilmegini üpjün etmek üçin yzygiderli garmaly.

Zynjyr-sarymsak pastasyny goşuň we 1 minut gowurmaly ýa-da hoşboý ysly bolýança gowurmaly.

Soňra zerdeçal tozy, şüweleň tohumy, çili tozy, kädi pirogynyň ýakymly ysy, duz, gara burç we gök önüm çorbasy goşuň; gaýnadyň. Heatylylygy derrew azaldyň we takmynan 25 minut gaýnadyň.

Çorbany kremli we tekiz bolýança blender bilen arassalaň.

Pýure garyndysyny gazana gaýtaryň. Kokos süýdüni goşuň we galyňlaşýança ýa-da ýene 5 minut gaýnadyň.

Aýry tabaklara guýuň we pepita bilen bezelen hyzmat ediň. Lezzet bilen!

Adaty hindi Rajma Dal

(Takmynan 20 minutda taýýar | 4 hyzmat edýär)

Hyzmat başyna: Kaloriýa: 269; : Ag: 15,2 gr; Uglewodlar: 22,9 gr; Belok: 7.2 gr

Çig mal

3 nahar çemçesi künji ýagy

1 çaý çemçesi dogralan zynjyr

1 çaý çemçesi kimyon tohumy

1 çaý çemçesi koriander tohumy

1 uly dogralan sogan

1 sapak dogralan selderýa

1 çaý çemçesi ownuk sarymsak

1 käse ketçup

1 çaý çemçesi garam masala

1/2 çaý çemçesi köri tozy

Darçynyň 1 ownuk taýagy

1 ýaşyl çili, tohumly we dogralan

2 stakan konserwirlenen noýba

2 käse gök önüm çorbasy

Dadyp görmek üçin köşer duzy we ýer gara burç

Salgylar

Künji ýagyny gazanda orta ýokary otda gyzdyryň; indi zynjyr, kimyon tohumlaryny we koriander tohumlaryny hoşboý ysly ýa-da 30 sekunt töweregi tostlaň.

Sogan we selderini goşuň we ýumşaýança ýene 3 minut bişirmäge dowam ediň.

Sarymsagy goşuň we ýene 1 minut gowurmaly.

Gazanyň galan maddalaryny garmaly we gaýnadyň. 10-12 minutlap ýa-da bişýänçä bişirmegi dowam etdiriň. Warmyly hyzmat ediň we lezzet alyň!

gyzyl noýba salady

(Takmynan 1 sagat + sowadyş wagty taýýar | 6-a hyzmat edýär)

Hyzmat başyna: Kaloriýa: 443; : Ag: 19,2 gr; Uglewodlar: 52,2 gr; Belok: 18.1 gr

Çig mal

3/4 kilogram noýba, bir gije siňdirildi

2 dogralan burç

1 käşir, kesmeli we grated

3 unsi doňdurylan ýa-da konserwirlenen mekgejöwen däneleri

3 nahar çemçesi dogralan çaýlar

2 sany ownuk sarymsak

1 gyzyl çili burç, dilimlenen

1/2 käse goşmaça bakja zeýtun ýagy

2 nahar çemçesi alma sirkesi

2 nahar çemçesi täze limon suwy

Deňiz duzy we ýer gara burç

2 nahar çemçesi dogralan täze koriander

2 nahar çemçesi dogralan täze petruşka

2 nahar çemçesi täze dogralan reyhan

Salgylar

Coveredapylan noýbalary süýji suw bilen ýapyň we gaýnadyň. 10 minut töweregi gaýnadyň. Heatylylygy peseldiň we 50-55 minut bişirmeli ýa-da ýumşaýança bişirmäge dowam ediň.

Fasuly doly sowadyň we soňra salat gaba geçiriň.

Galan maddalary goşuň we gowy birleşdirmek üçin garmaly. Lezzet bilen!

Anasazi noýbasy we gök önüm stewi

(1 sagada golaý taýýar | 3-e hyzmat edýär)

Hyzmat başyna: Kaloriýa: 444; : Ag: 15,8 gr; Uglewodlar: 58.2g; Belok: 20.2 gr

Çig mal

1 käse Anasazi noýbasy, bir gije siňdirilip, guradyldy

3 käse gowrulan gök önüm çorbasy

1 aýlaw ýapragy

1 sany kekik, dogralan

1 sany bibariýa, dogralan

3 nahar çemçesi zeýtun ýagy

1 uly dogralan sogan

2 sany selderiniň kesilen sapagy

2 käşir, dogralan

2 burç, tohumly we dogralan

1 ýaşyl çili, tohumly we dogralan

2 sany ownuk sarymsak

Deňiz duzy we ýer gara burç

1 çaý çemçesi kaýen burç

1 çaý çemçesi paprika

Salgylar

Anasazi noýbasyny we çorbany gazanda gaýnadyň. Gaýnandan soň, ot ýakmaly. Aýlag ýapraklaryny, kekini we biberi goşuň; takmynan 50 minut gaýnadyň ýa-da ýumşaýança.

Bu aralykda, zeýtun ýagyny orta ýokary otda gyzdyryň. Indi sogan, kelem, käşir we burç ýumşaýança 4 minut gowurmaly.

Sarymsagy goşuň we ýene 30 sekunt bişirmeli ýa-da hoşboý ysly bolýança bişirmäge dowam ediň.

Bişen noýba gowrulan garyndyny goşuň. Duz, gara burç, kaýen burç we paprika bilen möwsüm.

Pes otda, wagtal-wagtal garyşdyryp, ýene 10 minut bişirmeli ýa-da bişýänçä bişirmegi dowam etdiriň. Lezzet bilen!

Aňsat we gowy Şakşuka

(Takmynan 50 minutda taýýar | 4-e hyzmat edýär)

Hyzmat başyna: Kaloriýa: 324; : Ag: 11,2 gr; Uglewodlar: 42,2 gr; Belok: 15,8 gr

Çig mal

2 nahar çemçesi zeýtun ýagy

1 dogralan sogan

2 dogralan burç

1 poblano burç, dogralan

2 sany ownuk sarymsak

2 pomidor, püresi

Deňiz duzy we gara burç.

1 çaý çemçesi guradylan reyhan

1 çaý çemçesi gyzyl burç çemçe

1 çaý çemçesi paprika

2 aýlaw ýapragy

1 stakan nohut, bir gije siňdirilen, ýuwulan we guradylan

3 käse gök önüm çorbasy

2 nahar çemçesi täze koriander, dogralan

Salgylar

Zeýtun ýagyny gazanda orta otda gyzdyryň. Gyzgyn bolanda, sogan, burç we sarymsagy ýumşak we hoşboý ysly bolýança 4 minut töweregi bişirmeli.

Pomidor, pomidor pastasy, deňiz duzy, gara burç, reyhan, gyzyl burç, paprika we aýlag ýapraklaryny goşuň.

Bir gaýna getirip, nohut we gök önüm çorbasy goşuň. 45 minut ýada ýumşak bolýança bişirmeli.

Tagamy dadyp görüň we sazlaň. Şakşukany aýratyn tabaklara salyň we täze silantro bilen bezelen hyzmat ediň. Lezzet bilen!

köne moda çili

(Takmynan 1 sagat 30 minutda taýýar | 4 hyzmat edýär)

Hyzmat başyna: Kaloriýa: 514; : Ag: 16,4 gr; Uglewodlar: 72g; Belok: 25,8 gr

Çig mal

3/4 kilogram noýba, bir gije siňdirildi

2 nahar çemçesi zeýtun ýagy

1 dogralan sogan

2 dogralan burç

1 dogralan gyzyl çili burç

2 dogralan selderiniň gapyrgasy

2 sany ownuk sarymsak

2 aýlaw ýapragy

1 çaý çemçesi ýer kimini

1 çaý çemçesi dogralan kekik

1 çaý çemçesi gara burç

20 unsi ezilen pomidor

2 käse gök önüm çorbasy

1 çaý çemçesi kakadylan paprika

deňiz duzy

2 nahar çemçesi dogralan täze koriander

1 awakado, kesilen, gabykly we dilimlenen

Salgylar

Coveredapylan noýbalary süýji suw bilen ýapyň we gaýnadyň. 10 minut töweregi gaýnadyň. Heatylylygy peseldiň we 50-55 minut bişirmeli ýa-da ýumşaýança bişirmäge dowam ediň.

Zeýtun ýagyny agyr otly gazanda orta otda gyzdyryň. Gyzgyn bolanda, sogan, burç we selderini gowurmaly.

Sarymsagy, aýlag ýapraklaryny, ýer kimini, kekini we gara burçlary 1 minut töweregi gowurmaly.

Dogralan pomidor, gök önüm ätiýaçlygy, paprika, duz we bişirilen noýba goşuň. 25-30 minut ýa-da bişýänçä wagtal-wagtal garmaly.

Täze silantro we awakado bilen bezelen hyzmat ediň. Lezzet bilen!

Açyk gyzyl ysmanak salady

(Takmynan 20 minutda taýýar + sowadyş wagty | 3-e hyzmat edýär)

Hyzmat başyna: Kaloriýa: 295; : Ag: 18,8 gr; Uglewodlar: 25.2g; Belok: 8,5 gr

Çig mal

1/2 stakan gyzyl mekgejöwen, bir gije siňdirilip, guradyldy

1 ½ käse suw

1 sany biberi

1 aýlaw ýapragy

1 käse üzüm pomidor, ýarym

1 hyýar, inçe dilimlenen

1 jaň burç, inçejik dilimlenen

1 sany sogan sarymsak

1 sogan, inçe kesilen

2 nahar çemçesi täze limon suwy

4 nahar çemçesi zeýtun ýagy

Deňiz duzy we ýer gara burç

Salgylar

Gazana gyzyl mekgejöwen, suw, bibariya we aýlaw ýapraklaryny goşuň we ýokary otda gaýnadyň. Soňra oduny gaýnadyň we 20 minut bişirmäge ýa-da ýumşaýança bişirmäge dowam ediň.

Ysmany salat gabyna salyň we doly sowadyň.

Galan maddalary goşuň we gowy birleşdirmek üçin garmaly. Otag otagynda ýa-da sowukda berilýär.

Lezzet bilen!

Ortaýer deňzi stili nohut salady

(Takmynan 40 minutda + sowadyş wagty | 4 hyzmat edýär)

Hyzmat başyna: Kaloriýa: 468; Atsaglar: 12,5 gr; Uglewodlar: 73g; Belok: 21,8 gr

Çig mal

2 stakan nohut, bir gije siňdirilip, guradyldy

1 Pars hyýar, dilimlenen

1 käse alça pomidor, ýarym kesilen

1 gyzyl jaň burç, tohumsyz we dilimlenen

1 ýaşyl jaň burç, tohumsyz we dilimlenen

1 çaý çemçesi ýumşak gorçisa

1 çaý çemçesi koriander tohumy

1 çaý çemçesi jalapeño burç, dogralan

1 nahar çemçesi täze limon suwy

1 nahar çemçesi balzam sirkesi

1/4 käse goşmaça bakja zeýtun ýagy

Deňiz duzy we ýer gara burç

2 nahar çemçesi dogralan täze koriander

2 nahar çemçesi Kalamata zeýtun, takmynan gabykly we dilimlenen

Salgylar

Nohutlary gazana goýuň; nohutlary 2 dýuým suw bilen ýapyň. Goý, gaýnadyň.

Derrew ýylylygy öçüriň we takmynan 40 minut bişirmäge dowam ediň.

Nohutlary salat gabyna geçiriň. Galan maddalary goşuň we gowy birleşdirmek üçin garmaly. Lezzet bilen!

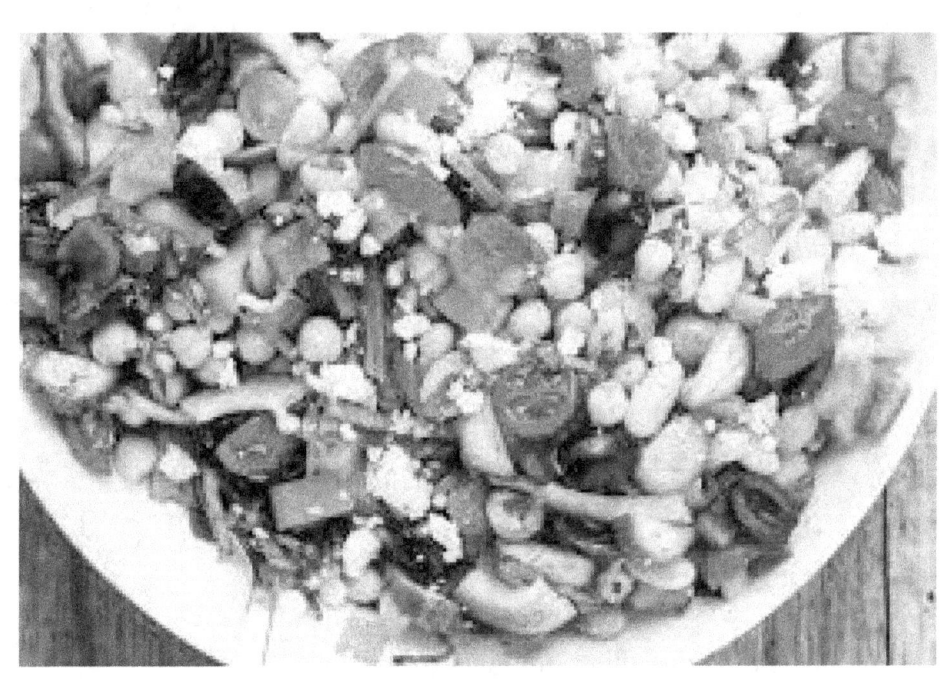

Adaty Tuscan Bean Stew (Ribollita)

(Takmynan 25 minutda taýýar | 5 ýasaýar)

Hyzmat başyna: Kaloriýa: 388; Atsaglar: 10,3 gr; Uglewodlar: 57,3g; Belok: 19,5 gr

Çig mal

3 nahar çemçesi zeýtun ýagy

1 orta boý, dogralan

1 selderýa ýapragy, dogralan

1 gök, kesilen

1 Italýan jaň burç, dilimlenen

3 sany sarymsak, dogralan

2 aýlaw ýapragy

Dadyp görmek üçin köşer duzy we ýer gara burç

1 çaý çemçesi kaýen burç

1 (28 unsiýa) pomidor, ezilen

2 käse gök önüm çorbasy

2 banka (15 unsiýa) Uly Demirgazyk noýbasy, suwy

2 käse Lacinato kale, böleklere bölünýär

1 käse krostini

Salgylar

Zeýtun ýagyny agyr otly gazanda orta otda gyzdyryň. Gyzgyn bolanda, leňňe, selderýa, sogan we burç 4 minut töweregi gowurmaly.

Sarymsagy we aýlag ýapraklaryny takmynan 1 minut gowurmaly.

Icesakymly ysly zatlar, pomidor, ätiýaçlyk we konserwirlenen noýba goşuň. 15 minut töweregi ýa-da bişýänçä wagtal-wagtal garmaly.

Lacinato kaleini goşuň we pes otda 4 minutlap wagtal-wagtal garyşdyryp, bişirmegi dowam etdiriň.

Olara krostini bilen bezelendir. Lezzet bilen!

Gök önümler we beluga mekgejöweniniň garyndysy

(Takmynan 25 minutda taýýar | 5 ýasaýar)

Hyzmat başyna: Kaloriýa: 382; : Ag: 9,3 gr; Uglewodlar: 59g; Belok: 17.2 gr

Çig mal

3 nahar çemçesi zeýtun ýagy

1 dogralan sogan

2 burç, tohumly we dogralan

1 käşir, kesmeli we dogralan

1 parsnip, kesilen we kesilen

1 çaý çemçesi dogralan zynjyr

2 sany ownuk sarymsak

Deňiz duzy we ýer gara burç

1 sany uly gök, kesilen

1 käse ketçup

1 käse gök önüm çorbasy

1 ½ käse beluga mekgejöweni, bir gije siňdirilip, guradylýar

2 käse kartoşka

Salgylar

Zeýtun ýagyny gaýnadýança Gollandiýaly ojakda gyzdyryň. Indi sogan, burç, käşir we parsnip ýumşaýança gowurmaly.

Zynjyr we sarymsak goşuň we ýene 30 sekunt gowurmaly.

Indi duz, gara burç, nahar, pomidor sousy, gök önüm çorbasy we mekgejöwen goşuň; Hemme zat gowy bişýänçä 20 minut töweregi gaýnadyň.

Kartoşka goşuň; gaplaň we ýene 5 minut bişirmeli. Lezzet bilen!

Meksikaly nohut Taco jamlary

(Takmynan 15 minutda taýýar | 4-e hyzmat edýär)

Hyzmat başyna: Kaloriýa: 409; Atsaglar: 13,5 gr; Uglewodlar: 61,3g; Belok: 13,8 gr

Çig mal

2 nahar çemçesi künji ýagy

1 dogralan gyzyl sogan

1 habanero burç, dogralan

2 sany sarymsak, dogralan

2 burç, tohumly we dogralan

Deňiz duzy we ýer gara burç

1/2 çaý çemçesi Meksika oregano

1 çaý çemçesi ýer kimini

Arassalanan 2 bişen pomidor

1 çaý çemçesi goňur şeker

16 unsi konserwirlenen nohut, guradyldy

4 un garynjasy (8 dýuým)

2 nahar çemçesi täze koriander, dogralan

Salgylar

Künji ýagyny uly otda orta otda gyzdyryň. Soň bolsa, sogan 2 to3 minut gowurmaly ýa-da ýumşaýança gowurmaly.

Paprika we sarymsak goşuň we 1 minutlap ýa-da hoşboý ysly bolýança bişirmäge dowam ediň.

Icesakymly ysly zatlary, pomidorlary we goňur şekeri goşup, gaýnadyň. Heatylylygy derrew azaldyň, konserwirlenen nohut goşuň we ýene 8 minut bişirmeli ýa-da bişýänçä bişirmeli.

Garynjalaryňyzy tostlaň we taýýar nohut garyndysy bilen gatlaň.

Täze silantro bilen ýokaryk we derrew hyzmat ediň. Lezzet bilen!

Hindi Dal Makhani

(Takmynan 20 minutda taýýar | 6-a hyzmat edýär)

Hyzmat başyna: Kaloriýa: 329; Atsaglar: 8,5 gr; Uglewodlar: 44,1 gr; Belok: 16,8 gr

Çig mal

3 nahar çemçesi künji ýagy

1 uly dogralan sogan

1 jaň burç, tohumsyz we dogralan

2 sany ownuk sarymsak

1 nahar çemçesi grated zynjyr

2 sany gök çilim, tohumly we dogralan

1 çaý çemçesi kimyon tohumy

1 aýlaw ýapragy

1 çaý çemçesi zerdejik tozy

1/4 çaý çemçesi gyzyl burç

1/4 çaý çemçesi ýer burç

1/2 çaý çemçesi garam masala

1 käse ketçup

4 käse gök önüm çorbasy

1 ½ käse gara mekgejöwen, bir gije siňdirilen we guradylan

Garnitur üçin 4-5 köri ýapragy

Salgylar

Künji ýagyny gazanda orta ýokary otda gyzdyryň; indi sogan we burç ýumşaýança ýene 3 minut gowurmaly.

Sarymsak, zynjyr, ýaşyl çilim, kimyon tohumy we aýlaw ýapragy goşuň; 1 minutlap ýa-da hoşboý ysly bolýança, köplenç garyşdyryp, bişirmegi dowam etdiriň.

Karri ýapraklaryndan başga galan maddalary goşuň. Indi gaýnadyň. Anotherene 15 minut bişirmäge ýa-da bişýänçä bişirmäge dowam ediň.

Karri ýapraklary bilen bezeliň we gyzgyn hyzmat ediň!

Meksika stilindäki noýba kassy

(Takmynan 1 sagat + sowadyş wagty taýýar | 6-a hyzmat edýär)

Hyzmat başyna: Kaloriýa: 465; : Ag: 17,9 gr; Uglewodlar: 60,4g; Belok: 20.2 gr

Çig mal

1 kilo noýba, bir gije siňdirilip, guradylýar

1 stakan konserwirlenen mekgejöwen däneleri

2 sany gowrulan burç, dilimlere kesilýär

1 çili, inçe kesilen

1 käse alça pomidor, ýarym kesilen

1 dogralan gyzyl sogan

1/4 käse täze silantro, dogralan

1/4 käse dogralan täze petruşka

1 çaý çemçesi Meksika oregano

1/4 käse gyzyl çakyr sirkesi

2 nahar çemçesi täze limon suwy

1/3 käse goşmaça bakja zeýtun ýagy

Deňiz duzy we ýer gara duzy

1 awakado, gabykly, gabykly we dilimlenen

Salgylar

Coveredapylan noýbalary süýji suw bilen ýapyň we gaýnadyň. 10 minut töweregi gaýnadyň. Heatylylygy peseldiň we 50-55 minut bişirmeli ýa-da ýumşaýança bişirmäge dowam ediň.

Fasuly doly sowadyň we soňra salat gaba geçiriň.

Galan maddalary goşuň we gowy birleşdirmek üçin garmaly. Otag otagynda berilýär.

Lezzet bilen!

nusgawy italýan minestrone

(30 minut töweregi taýýar | 5-e hyzmat edýär)

Hyzmat başyna: Kaloriýa: 305; Atsaglar: 8,6 gr; Uglewodlar: 45,1 gr; Belok: 14,2 gr

Çig mal

2 nahar çemçesi zeýtun ýagy

1 sany uly sogan, dogralan

2 dilimlenen käşir

4 sany sarymsak, dogralan

1 käse tirsek pastasy

5 käse gök önüm çorbasy

1 suw (15 unsiýa) deňiz noýbasy, suwy

1 sany uly gök, kesilen

1 (28 unsiýa) pomidor, ezilen

1 nahar çemçesi täze oregano ýapraklary, dogralan

1 nahar çemçesi täze reyhan ýapraklary, dogralan

1 nahar çemçesi täze italýan petruşkasy, dogralan

Salgylar

Zeýtun ýagyny gaýnadýança Gollandiýaly ojakda gyzdyryň. Indi sogan we käşir ýumşaýança gowurmaly.

Sarymsak, çig makaron we çorba goşuň; takmynan 15 minut gaýnatmaly.

Fasulye, gök, pomidor we otlary goşuň. Hemme zat bişýänçä, takmynan 10 minut bişirmäge, ýapmaga dowam ediň.

Isleseňiz, birnäçe goşmaça otlar bilen bezeliň. Lezzet bilen!

Ensaşyl ysmanakly nahar

(30 minut töweregi taýýar | 5-e hyzmat edýär)

Hyzmat başyna: Kaloriýa: 415; Atsaglar: 6,6 gr; Uglewodlar: 71 gr; Belok: 18,4 gr

Çig mal

2 nahar çemçesi zeýtun ýagy

1 dogralan sogan

Arassalanan we kublara kesilen 2 süýji kartoşka

1 jaň burç, dogralan

2 käşir, dogralan

1 dogralan parsnip

1 dogralan selderýa

2 sany sarymsak

1 ½ käse ýaşyl mekgejöwen

1 nahar çemçesi italýan ösümlik garyndysy

1 käse ketçup

5 käse gök önüm çorbasy

1 stakan doňdurylan mekgejöwen

Böleklere bölünen 1 käse gök önüm

Salgylar

Zeýtun ýagyny gaýnadýança Gollandiýaly ojakda gyzdyryň. Indi sogan, süýji kartoşka, burç, käşir, parsnips we selderini ýumşaýança gowurmaly.

Sarymsagy goşuň we ýene 30 sekunt gowurmaly.

Indi ýaşyl mekgejöwen, italýan ösümlik garyndysy, ketçup we gök önüm çorbasyny goşuň; Hemme zat gowy bişýänçä 20 minut töweregi gaýnadyň.

Doňdurylan mekgejöwen we gök önümleri goşuň; gaplaň we ýene 5 minut bişirmeli. Lezzet bilen!

Gök önümleri nohut bilen garmaly

(30 minut töweregi taýýar | 4 hyzmat edýär)

Hyzmat başyna: Kaloriýa: 369; : Ag: 18,1 gr; Uglewodlar: 43.5g; Belok: 13,2 gr

Çig mal

2 nahar çemçesi zeýtun ýagy

1 inçe dogralan sogan

1 jaň burç, dogralan

1 lampoçka, dogralan

3 sany ownuk sarymsak

Arassalanan 2 bişen pomidor

2 nahar çemçesi dogralan täze petruşka

2 nahar çemçesi täze reyhan, dogralan

2 nahar çemçesi täze koriander, dogralan

2 käse gök önüm çorbasy

14 unsi konserwirlenen nohut, guradyldy

Dadyp görmek üçin köşer duzy we ýer gara burç

1/2 çaý çemçesi kaýen burç

1 çaý çemçesi paprika

1 awakado, gabykly we dilimlenen

Salgylar

Zeýtun ýagyny agyr otly gazanda orta otda gyzdyryň. Gyzgyn bolanda, sogan, burç we şüweleňi takmynan 4 minut gowurmaly.

Sarymsagy 1 minut töweregi ýa-da ysly bolýança dogramaly.

Pomidor, täze otlar, çorba, nohut, duz, gara burç, kaýen burç we paprika goşuň. 20 minut töweregi ýa-da bişýänçä wagtal-wagtal garmaly.

Tagamy dadyp görüň we sazlaň. Täze awakado dilimleri bilen bezelen hyzmat ediň. Lezzet bilen!

ysly noýba sousy

(30 minut töweregi taýýar | 10-a hyzmat edýär)

Hyzmat başyna: Kaloriýa: 175; Atsaglar: 4,7 gr; Uglewodlar: 24,9 gr; Belok: 8,8 gr

Çig mal

2 banka (15 unsiýa) Uly Demirgazyk noýbasy, suwy

2 nahar çemçesi zeýtun ýagy

2 nahar çemçesi Sriraça sousy

2 nahar çemçesi iýmitlenýän hamyrmaýa

Wegetarian krem peýniri

1/2 çaý çemçesi paprika

1/2 çaý çemçesi kaýen burç

1/2 çaý çemçesi ýer kimyon

Deňiz duzy we ýer gara burç

4 unsiýa tortilla çipleri

Salgylar

Peçini 360 gradusa çenli gyzdyryp başlaň.

Iýmit prosessorynda tortilla çiplerinden başga ähli maddalary islenýän yzygiderlilige garyşdyryň.

Sousy gyzdyrylan peçde 25 minut töweregi ýa-da gyzýança bişirmeli.

Tortilla çipleri bilen hyzmat ediň we lezzet alyň!

Hytaý soya salady

(Takmynan 10 minutda taýýar | 4 hyzmat edýär)

Hyzmat başyna: Kaloriýa: 265; : Ag: 13,7 gr; Uglewodlar: 21 gr; Belok: 18 gr

Çig mal

1 suw (15 unsiýa) soýa, guradylan

1 käse arugula

1 käse çaga ysmanak

1 käse kale, böleklenen

1 sogan, inçe kesilen

1/2 çaý çemçesi ownuk sarymsak

1 çaý çemçesi dogralan zynjyr

1/2 çaý çemçesi ýumşak gorçisa

2 nahar çemçesi soýa sousy

1 nahar çemçesi tüwi sirkesi

1 nahar çemçesi limon suwy

2 nahar çemçesi tahini

1 çaý çemçesi agave siropy

Salgylar

Salat gabyna soýa, arugula, ysmanak, kelem we sogan goýuň; birleşdirmek üçin garmaly.

Ownuk tabakda, galan zatlary garyşdyryň.

Salat geýiň we derrew hyzmat ediň. Lezzet bilen!

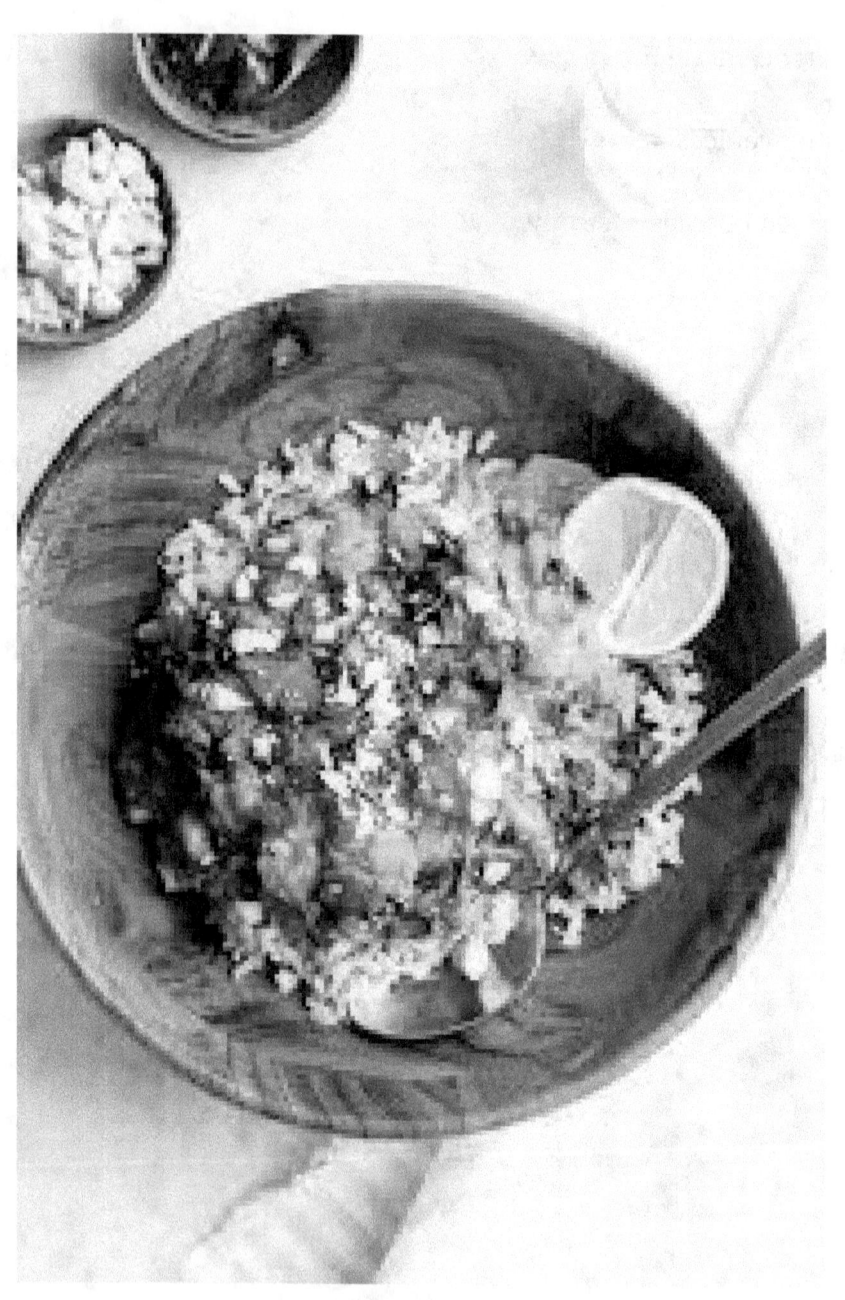

Köne moda mekgejöwen we gök önüm çorbasy

(Takmynan 25 minutda taýýar | 5 ýasaýar)

Hyzmat başyna: Kaloriýa: 475; : Ag: 17,3 gr; Uglewodlar: 61,4g; Belok: 23,7 gr

Çig mal

3 nahar çemçesi zeýtun ýagy

1 uly dogralan sogan

1 dilimlenen käşir

1 jaň burç, kesilen

1 habanero burç, dogralan

3 sany ownuk sarymsak

Dadyp görmek üçin köşer duzy we gara burç

1 çaý çemçesi ýer kimini

1 çaý çemçesi kakadylan paprika

1 (28 unsiýa) pomidor, ezilen

2 çemçe pomidor sousy

4 käse gök önüm çorbasy

3/4 funt guradylan gyzyl mekgejöwen, bir gije siňdirilip, guradyldy

1 dilim awakado

Salgylar

Zeýtun ýagyny agyr otly gazanda orta otda gyzdyryň. Gyzgyn bolanda, sogan, käşir we burç 4 minut töweregi gowurmaly.

Sarymsagy 1 minut töweregi saklaň.

Icesakymly ysly zatlar, pomidor, ketçup, ätiýaçlyk we konserwirlenen mekgejöwen goşuň. 20 minut töweregi ýa-da bişýänçä wagtal-wagtal garmaly.

Awokado dilimleri bilen bezelen hyzmat ediň. Lezzet bilen!

Hindi chana masala

(Takmynan 15 minutda taýýar | 4-e hyzmat edýär)

Hyzmat başyna: Kaloriýa: 305; Atsaglar: 17,1 gr; Uglewodlar: 30,1 gr; Belok: 9,4 gr

Çig mal

Arassalanan 1 käse pomidor

1 Kaşmirli çili, dogralan

1 sany uly ownuk, dogralan

1 çaý çemçesi täze zynjyr, arassalanan we grated

4 nahar çemçesi zeýtun ýagy

2 sany ownuk sarymsak

1 çaý çemçesi koriander tohumy

1 çaý çemçesi garam masala

1/2 nahar çemçesi zerdejik tozy

Deňiz duzy we ýer gara burç

1/2 käse gök önüm çorbasy

16 unsiýa konserwirlenen nohut

1 nahar çemçesi täze limon suwy

Salgylar

Pomidorlary, Kaşmirli çili, ownuk we zynjyry blenderde ýa-da iýmit prosessorynda goýuň.

Zeýtun ýagyny gazanda orta otda gyzdyryň. Gyzgyn bolanda, taýýarlanan makaron we sarymsagy 2 minut töweregi bişirmeli.

Galan ysly zatlary, ätiýaçlygy we nohut goşuň. Ody pes otda goýuň. Anotherene 8 minut bişirmäge ýa-da bişýänçä bişirmäge dowam ediň.

Otdan çykaryň. Her hyzmatyň üstünde täze limon suwuny çalyň. Lezzet bilen!

gyzyl noýba

(Takmynan 10 minutda taýýar | 8-e hyzmat edýär)

Hyzmat başyna: Kaloriýa: 135; Atsaglar: 12,1 gr; Uglewodlar: 4,4 gr; Belok: 1,6 gr

Çig mal

2 nahar çemçesi zeýtun ýagy

1 dogralan sogan

1 jaň burç, dogralan

2 sany ownuk sarymsak

2 käse noýba, gaýnadylan we guradylan

1/4 käse zeýtun ýagy

1 çaý çemçesi daş toprak gorçisa

2 nahar çemçesi dogralan täze petruşka

2 nahar çemçesi täze dogralan reyhan

Deňiz duzy we ýer gara burç

Salgylar

Zeýtun ýagyny gazanda orta ýokary otda gyzdyryň. Indi sogan, burç we sarymsagy ýumşaýança ýa-da 3 minut töweregi gowurmaly.

Blenderde gowrulan garyndyny goşuň; galan maddalary goşuň. Goşundylary birmeňzeş we kremli bolýança blenderde ýa-da iýmit prosessorynda arassalaň.

Lezzet bilen!

bir tabak goňur mekgejöwen

(Takmynan 20 minutda taýýar + sowadyş wagty | 4 hyzmat edýär)

Hyzmat başyna: Kaloriýa: 452; Atsaglar: 16,6 gr; Uglewodlar: 61,7g; Belok: 16,4 gr

Çig mal

1 stakan goňur mekgejöwen, bir gije siňdirilen we guradylan

3 käse suw

2 käse bişirilen goňur tüwi

1 gök, kesilen

1 dogralan gyzyl sogan

1 çaý çemçesi ownuk sarymsak

1 dilim hyýar

1 jaň burç, dilimlenen

4 nahar çemçesi zeýtun ýagy

1 nahar çemçesi tüwi sirkesi

2 nahar çemçesi limon suwy

2 nahar çemçesi soýa sousy

1/2 çaý çemçesi guradylan oregano

1/2 çaý çemçesi ýer kimyon

Deňiz duzy we ýer gara burç

2 käse arugula

Böleklere bölünen 2 käse roma salyny

Salgylar

Gazana goňur mekgejöwen we suw goşup, ýokary otda gaýnadyň. Soňra oduny gaýnadyň we 20 minut bişirmäge ýa-da ýumşaýança bişirmäge dowam ediň.

Ysmany salat gabyna salyň we doly sowadyň.

Galan maddalary goşuň we gowy birleşdirmek üçin garmaly. Otag otagynda ýa-da sowukda berilýär. Lezzet bilen!

Gyzgyn we ysly Anasazi noýba çorbasy

(Takmynan 1 sagat 10 minutda taýýar | 5-e hyzmat edýär)

Hyzmat başyna: Kaloriýa: 352; Atsaglar: 8,5 gr; Uglewodlar: 50.1 gr; Belok: 19,7 gr

Çig mal

2 käse Anasazi noýbasy, bir gije siňdirildi, guradyldy we ýuwuldy

8 käse suw

2 aýlaw ýapragy

3 nahar çemçesi zeýtun ýagy

2 sany orta sogan, dogralan

2 dogralan burç

1 habanero burç, dogralan

3 sany sarymsak, basylan ýa-da dogralan

Deňiz duzy we ýer gara burç

Salgylar

Çorba gazanda, Anasazi noýbasyny we suwy gaýnadyň. Gaýnandan soň, ot ýakmaly. Aýlag ýapraklaryny goşuň we takmynan 1 sagat bişirmeli.

Bu aralykda, zeýtun ýagyny orta ýokary otda gyzdyryň. Indi sogan, burç we sarymsagy ýumşaýança 4 minut gowurmaly.

Bişen noýba gowrulan garyndyny goşuň. Duz we gara burç bilen möwsüm.

Pes otda, wagtal-wagtal garyşdyryp, ýene 10 minut bişirmeli ýa-da bişýänçä bişirmegi dowam etdiriň. Lezzet bilen!

Gara gözli salat (Ñebbe)

(1 sagada golaý taýýar | 5-e hyzmat edýär)

Hyzmat başyna: Kaloriýa: 471; Atsaglar: 17,5 gr; Uglewodlar: 61.5g; Belok: 20,6 gr

Çig mal

2 käse gury nohut, bir gije siňdirilip, guradylýar

2 nahar çemçesi dogralan reyhan ýapraklary

2 nahar çemçesi dogralan petruşka ýapraklary

1 dogralan

1 dilim hyýar

2 burç, tohumly we dogralan

1 çilli Scotch Bonnet, tohumly we inçe kesilen

Çöreklenen 1 käse alça pomidor

Deňiz duzy we ýer gara burç

2 nahar çemçesi täze limon suwy

1 nahar çemçesi alma sirkesi

1/4 käse goşmaça bakja zeýtun ýagy

1 awakado, gabykly, gabykly we dilimlenen

Salgylar

Gara gözli nohutlary 2 dýuým suw bilen ýapyň we ýumşak gaýnadyň. 15 minut töweregi gaýnadyň.

Soňra 45 minut töweregi pes otda goýuň. Doly sowasyn.

Gara gözli nohutlary salat gabyna salyň. Feslew, petruşka, ýalpak, hyýar, jaň burç, alça pomidor, duz we gara burç goşuň.

Bir tabaga limon suwuny, sirkäni we zeýtun ýagyny çaýlaň.

Salat geýiň, täze awakado bilen bezeliň we derrew hyzmat ediň. Lezzet bilen!

Çili Eje şöhraty

(Takmynan 1 sagat 30 minutda taýýar | 5-e hyzmat edýär)

Hyzmat başyna: Kaloriýa: 455; Atsaglar: 10,5 gr; Uglewodlar: 68,6g; Belok: 24,7 gr

Çig mal

1 funt gyzyl gara noýba, bir gije siňdirilip, guradyldy

3 nahar çemçesi zeýtun ýagy

1 sany uly gyzyl sogan, kesilen

2 sany kesilen burç

1 poblano burç, dogralan

1 sany uly käşir, kesilen we kesilen

2 sany ownuk sarymsak

2 aýlaw ýapragy

1 çaý çemçesi garylan burç

Dadyp görmek üçin köşer duzy we kaýen burç

1 nahar çemçesi paprika

Arassalanan 2 bişen pomidor

2 çemçe pomidor sousy

3 käse gök önüm çorbasy

Salgylar

Coveredapylan noýbalary süýji suw bilen ýapyň we gaýnadyň. 10 minut töweregi gaýnadyň. Heatylylygy peseldiň we 50-55 minut bişirmeli ýa-da ýumşaýança bişirmäge dowam ediň.

Zeýtun ýagyny agyr otly gazanda orta otda gyzdyryň. Gyzgyn bolanda, sogan, burç we käşir gowurmaly.

Sarymsagy 30 sekunt töweregi ýa-da hoşboý ysly bolýança gowurmaly.

Galan maddalary bişirilen noýba goşuň. 25-30 minut ýa-da bişýänçä wagtal-wagtal garmaly.

Aýlag ýapraklaryny taşlaň, aýratyn tabaklara ýerleşdiriň we gyzgyn hyzmat ediň.

Noýba we sosna hozy bilen towuk salady

(Takmynan 10 minutda taýýar | 4 hyzmat edýär)

Hyzmat başyna: Kaloriýa: 386; : Ag: 22,5 gr; Uglewodlar: 37.2g; Belok: 12,9 gr

Çig mal

16 unsi konserwirlenen nohut, guradyldy

1 çaý çemçesi ownuk sarymsak

1 dogralan

1 käse alça pomidor, ýarym kesilen

1 jaň burç, tohumsyz we dilimlenen

1/4 käse täze dogralan reyhan

1/4 käse dogralan täze petruşka

1/2 käse wegetarian maýonez

1 nahar çemçesi limon suwy

1 çaý çemçesi ýapgy, suw

Deñiz duzy we ýer gara burç

2 unsiýa sosna hozy

Salgylar

Nohutlary, gök önümleri we ösümlikleri salat gabyna salyň.

Maýonez, limon suwy, kepir, duz we gara burç goşuň. Birleşdirmäge garmaly.

Sosna hozy bilen ýokaryk we derrew hyzmat ediň. Lezzet bilen!

Budda Gara noýba jamy

(1 sagada golaý taýýar | 4 hyzmat edýär)

Hyzmat başyna: Kaloriýa: 365; Atsaglar: 14,1 gr; Uglewodlar: 45,6 gr; Belok: 15,5 gr

Çig mal

1/2 funt gara noýba, bir gije siňdirildi we guradyldy

2 käse bişirilen goňur tüwi

1 sany orta sogan, inçejik dilimlenen

1 stakan paprika, tohumly we dilimlenen

1 jalapeno burç, tohumly we dilimlenen

2 sany ownuk sarymsak

1 käse arugula

1 käse çaga ysmanak

1 çaý çemçesi hek gabygy

1 nahar çemçesi Dijon gorçisa

1/4 käse gyzyl çakyr sirkesi

1/4 käse goşmaça bakja zeýtun ýagy

2 nahar çemçesi agave siropy

Dadyp görmek üçin deňiz duzunyň we ýeriň gara burçunyň bölekleri

1/4 käse täze italýan petruşkasy, dogralan

Salgylar

Coveredapylan noýbalary süýji suw bilen ýapyň we gaýnadyň. 10 minut töweregi gaýnadyň. Heatylylygy peseldiň we 50-55 minut bişirmeli ýa-da ýumşaýança bişirmäge dowam ediň.

Hyzmat etmek üçin noýba we tüwi jamlaryň arasynda bölüň; gök önümler bilen.

Limon zestini, gorçisa, sirkäni, zeýtun ýagyny, agawa siropyny, duzy we burç bilen gowy birleşýänçä ownuk tabaga çaýlaň. Winaigretti salatyň üstüne sürtüň.

Täze italýan petruşkasy bilen bezeliň. Lezzet bilen!

Eastakyn gündogardan gelen towuklar

(Takmynan 20 minutda taýýar | 4 hyzmat edýär)

Hyzmat başyna: Kaloriýa: 305; : Ag: 11,2 gr; Uglewodlar: 38,6g; Belok: 12,7 gr

Çig mal

1 dogralan sogan

1 dogralan çili

2 sany ownuk sarymsak

1 çaý çemçesi gorçisa tohumy

1 çaý çemçesi koriander tohumy

1 aýlaw ýapragy

1/2 käse pomidor pastasy

2 nahar çemçesi zeýtun ýagy

1 selderýa ýapragy, dogralan

2 sany orta käşir, kesilen we dogralan

2 käse gök önüm çorbasy

1 çaý çemçesi ýer kimini

Darçynyň 1 ownuk taýagy

16 unsi konserwirlenen nohut, guradyldy

2 käse maýo, böleklere bölünýär

Salgylar

Sogan, sarymsak, sarymsak, gorçisa tohumy, koriander tohumy, aýlag ýapraklary we pomidor pastasy ýumşaýança blenderde ýa-da iýmit prosessorynda garmaly.

Zeýtun ýagyny ýumşaýança gazanda gyzdyryň. Indi selderini we käşiri takmynan 3 minut gaýnadyň ýa-da ýumşaýança. Makaron goşuň we ýene 2 minut bişirmäge dowam ediň.

Soňra gök önüm çorbasy, kimyon, darçyn we nohut goşuň; pes otda goýuň.

Heatylylygy pes derejä öwüriň we 6 minut gaýnadyň; Gabygy garmaly we ýene 4-5 minut bişirmeli ýa-da ýapraklary süpürilýänçä bişirmäge dowam ediň. Gyzgyn hyzmat ediň we lezzet alyň!

Enter ýüzi we pomidor

(Takmynan 10 minutda taýýar | 8-e hyzmat edýär)

Hyzmat başyna: Kaloriýa: 144; Atsaglar: 4,5 gr; Uglewodlar: 20,2 gr; Belok: 8.1 gr

Çig mal

16 unsiýa mekgejöwen, bişirilen we guradylan

4 nahar çemçesi gün guradylan pomidor, dogralan

1 käse pomidor pastasy

4 nahar çemçesi tahini

1 çaý çemçesi daş toprak gorçisa

1 çaý çemçesi ýer kimini

1/4 çaý çemçesi ýer ýapragy

1 çaý çemçesi gyzyl burç çemçe

Deňiz duzy we ýer gara burç

Salgylar

Ingredhli maddalary islenýän yzygiderlilige ýetýänçä blenderde ýa-da iýmit prosessorynda garmaly.

Hyzmat etmäge taýyn bolýançaňyz sowadyň.

Tostlanan pita dilimleri ýa-da gök önüm taýaklary bilen hyzmat ediň. Lezzet al!

Greenaşyl nohutly kremli salat

(Takmynan 10 minutda taýýarlanýar + sowadyş wagty | 6-a hyzmat edýär)

Hyzmat başyna: Kaloriýa: 154; Atsaglar: 6,7 gr; Uglewodlar: 17.3g; Belok: 6,9 gr

Çig mal

2 banka (14,5 unsiýa) ýaşyl noýba

1/2 käse wegetarian maýonez

1 çaý çemçesi Dijon gorçisa

2 nahar çemçesi dogralan çaýlar

2 duz, dogralan

1/2 stakan marinadlanan kömelek, dogralan we guradylan

1/2 çaý çemçesi ownuk sarymsak

Deňiz duzy we ýer gara burç

Salgylar

Ingredhli maddalary salat gabyna salyň. Birleşdirmek üçin ýuwaşlyk bilen garmaly.

Salat hyzmat etmäge taýyn bolýança sowadyjyda goýuň.

Lezzet bilen!

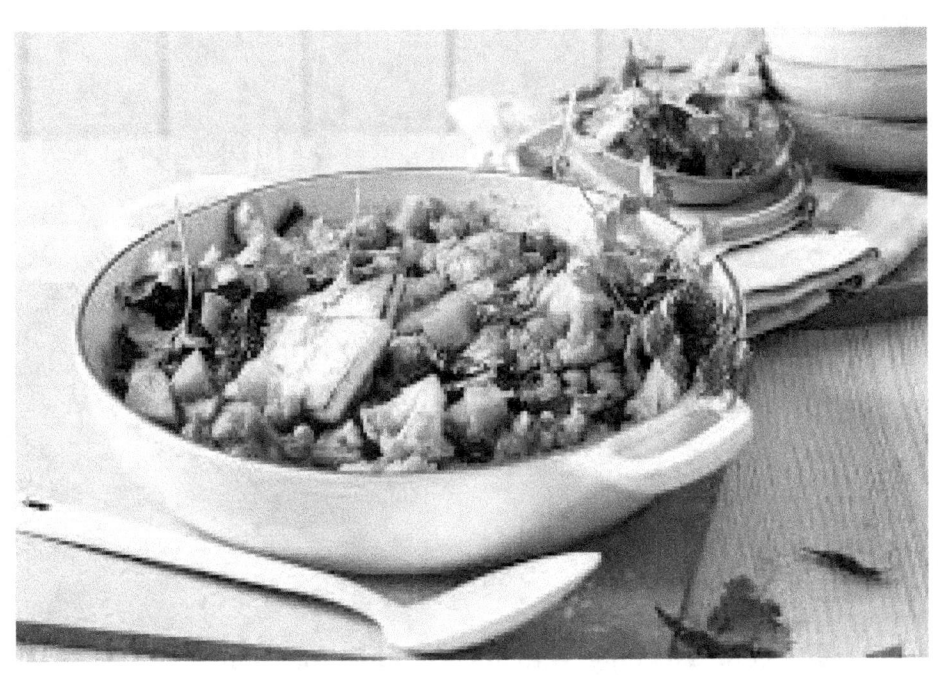

Easternakyn Gündogar Hummus Za'atar

(Takmynan 10 minutda taýýar | 8-e hyzmat edýär)

Hyzmat başyna: Kaloriýa: 140; Atsaglar: 8,5 gr; Uglewodlar: 12,4 gr; Belok: 4,6 gr

Çig mal

10 uns nohut, gaýnadylan we guradylan

1/4 käse tahini

2 nahar çemçesi goşmaça bakja zeýtun ýagy

2 nahar çemçesi gün guradylan pomidor, dogralan

1 täze gysylan limon

2 sany ownuk sarymsak

Dadyp görmek üçin köşer duzy we ýer gara burç

1/2 çaý çemçesi kakadylan paprika

1 çaý çemçesi Za'atar

Salgylar

Iýmit prosessorynda ähli maddalary kremli we tekiz bolýança garmaly.

Hyzmat etmäge taýyn bolýançaňyz sowadyň.

Lezzet bilen!

Sosna hozy bilen mekgejöwen salady

(Takmynan 20 minutda taýýar + sowadyş wagty | 3-e hyzmat edýär)

Hyzmat başyna: Kaloriýa: 332; : Ag: 19,7 gr; Uglewodlar: 28.2g; Belok: 12.2 gr

Çig mal

1/2 käse goňur mekgejöwen

1 ½ käse gök önüm çorbasy

1 käşir, dogralan

1 ownuk dogralan sogan

1 dilim hyýar

2 sany ownuk sarymsak

3 nahar çemçesi goşmaça bakja zeýtun ýagy

1 nahar çemçesi gyzyl çakyr sirkesi

2 nahar çemçesi limon suwy

2 nahar çemçesi dogralan reyhan

2 nahar çemçesi dogralan petruşka

2 nahar çemçesi dogralan çaýlar

Deňiz duzy we ýer gara burç

2 nahar çemçesi sosna hozy, dogralan

Salgylar

Gazana goňur mekgejöwen we gök önümleri goşuň we ýokary otda gaýnadyň. Soňra oduny gaýnadyň we 20 minut bişirmäge ýa-da ýumşaýança bişirmäge dowam ediň.

Enter ýüzi salat gaba salyň.

Gowy birleşdirmek üçin gök önümleri we zyňyň. Bir tabaga ýag, sirke, limon suwy, reyhan, petruşka, çaý, duz we gara burç garmaly.

Salady geýiň, sosna hozy bilen bezeliň we otag temperaturasynda hyzmat ediň. Lezzet bilen!

Gyzgyn Anasazi noýba salady

(1 sagada golaý taýýar | 5-e hyzmat edýär)

Hyzmat başyna: Kaloriýa: 482; : Ag: 23.1 gr; Uglewodlar: 54.2g; Belok: 17.2 gr

Çig mal

2 käse Anasazi noýbasy, bir gije siňdirildi, guradyldy we ýuwuldy

6 käse suw

1 poblano burç, dogralan

1 dogralan sogan

1 käse alça pomidor, ýarym kesilen

2 stakan garylan salat, dogralan

Bandaj:

1 çaý çemçesi ownuk sarymsak

1/2 käse goşmaça bakja zeýtun ýagy

1 nahar çemçesi limon suwy

2 nahar çemçesi gyzyl çakyr sirkesi

1 nahar çemçesi daş toprak gorçisa

1 nahar çemçesi soýa sousy

1/2 çaý çemçesi guradylan oregano

1/2 çaý çemçesi guradylan reyhan

Deňiz duzy we ýer gara burç

Salgylar

Gazanda Anasazi noýbasyny we suwy gaýnadyň. Gaýnanda, ýylylygy peseldiň we 1 sagat töweregi gaýnadyň ýa-da ýumşaýança gaýnadyň.

Bişirilen noýbalary süzüň we salat gaba salyň; beýleki salat goşuň.

Soň bolsa, ownuk tabakda ähli geýimleri gowy birleşýänçä garmaly. Salat geýiň we garmaly. Otag otagynda hyzmat ediň we lezzet alyň!

Adaty Mnazaleh stewi

(Takmynan 25 minutda taýýar | 4 hyzmat edýär)

Hyzmat başyna: Kaloriýa: 439; : Ag: 24g; Uglewodlar: 44,9 gr; Belok: 13,5 gr

Çig mal

4 nahar çemçesi zeýtun ýagy

1 dogralan sogan

1 sany uly baklajan, arassalanan we kesilen

1 käse dogralan käşir

2 sany ownuk sarymsak

Arassalanan 2 sany uly pomidor

1 çaý çemçesi Baharat tagamy

2 käse gök önüm çorbasy

14 unsi konserwirlenen nohut, guradyldy

Dadyp görmek üçin köşer duzy we ýer gara burç

1 orta awakado, kesilen, gabykly we kesilen

Salgylar

Zeýtun ýagyny agyr otly gazanda orta otda gyzdyryň. Gyzgyn bolanda, sogan, baklawa we käşir 4 minut töweregi gowurmaly.

Sarymsagy 1 minut töweregi ýa-da ysly bolýança dogramaly.

Pomidor, Baharat ysly zatlary, ätiýaçlyk we konserwirlenen nohut goşuň. 20 minut töweregi ýa-da bişýänçä wagtal-wagtal garmaly.

Duz we burç bilen möwsüm. Täze awakado dilimleri bilen bezelen hyzmat ediň. Lezzet bilen!

Gyzyl burç ysman kremi

(Takmynan 25 minutda taýýar | 9-a hyzmat edýär)

Hyzmat başyna: Kaloriýa: 193; Atsaglar: 8,5 gr; Uglewodlar: 22.3g; Belok: 8,5 gr

Çig mal

1 ½ käse gyzyl mekgejöwen, bir gije siňdirilen we guradylan

4 ½ käse suw

1 sany biberi

2 aýlaw ýapragy

2 bişen burç, tohumly we dogralan

1 dogralan

2 sany ownuk sarymsak

1/4 käse zeýtun ýagy

2 nahar çemçesi tahini

Deňiz duzy we ýer gara burç

Salgylar

Gazana gyzyl mekgejöwen, suw, bibariya we aýlaw ýapraklaryny goşuň we ýokary otda gaýnadyň. Soňra oduny gaýnadyň we 20 minut bişirmäge ýa-da ýumşaýança bişirmäge dowam ediň.

Enter ýüzi iýmit prosessoryna ýerleşdiriň.

Galan maddalary goşuň we gowy birleşýänçä gaýtadan işlediň.

Lezzet bilen!

Wok gowrulan ysly gar noýbasy

(Takmynan 10 minutda taýýar | 4 hyzmat edýär)

Hyzmat başyna: Kaloriýa: 196; Atsaglar: 8,7 gr; Uglewodlar: 23g; Belok: 7,3 gr

Çig mal

2 nahar çemçesi künji ýagy

1 dogralan sogan

1 käşir, kesmeli we dogralan

1 çaý çemçesi zynjyr-sarymsak pastasy

1 kilogram gar nohut

Siçuan burç, dadyp görmek

1 çaý çemçesi Sriraça sousy

2 nahar çemçesi soýa sousy

1 nahar çemçesi tüwi sirkesi

Salgylar

Künji ýagyny gaýnadýança gazanda gyzdyryň. Indi sogan we käşiri 2 minut gowurmaly ýa-da çişýänçä gowurmaly.

Zynjyr-sarymsak pastasyny goşuň we ýene 30 sekunt bişirmäge dowam ediň.

Fasuly goşuň we ýeňil ot alýança 3 minut töweregi ýokary otda bişirmeli.

Soňra burç, Sriraça, soýa sousy we tüwi sirkesi goşup, ýene 1 minut gowurmaly. Derrew hyzmat ediň we lezzet alyň!

her gün çalt çili

(Takmynan 35 minutda taýýar | 5 ýasaýar)

Hyzmat başyna: Kaloriýa: 345; Atsaglar: 8,7 gr; Uglewodlar: 54.5g; Belok: 15.2 gr

Çig mal

2 nahar çemçesi zeýtun ýagy

1 uly dogralan sogan

1 selderýa ýapragy, kesilen we kesilen

1 käşir, gabykly we dogralan

1 süýji kartoşka, gabykly we dogralan

3 sany ownuk sarymsak

1 jalapeño burç, dogralan

1 çaý çemçesi kaýen burç

1 çaý çemçesi koriander tohumy

1 çaý çemçesi arpabyr tohumy

1 çaý çemçesi paprika

2 stakan gaýnadylan pomidor, ezilen

2 çemçe pomidor sousy

2 çaý çemçesi wegetarian mekgejöwen

1 käse suw

1 käse sogan krem

2 kg konserwirlenen pinto noýbasy

1 dilim hek

Salgylar

Zeýtun ýagyny agyr otly gazanda orta otda gyzdyryň. Gyzgyn bolanda, sogan, kelem, käşir we süýji kartoşkany 4 minut gowurmaly.

Sarymsagy we jalapeñony 1 minut töweregi duzlaň.

Icesakymly ysly zatlar, pomidor, ketçup, wegetarian çorba, suw, sogan, krem we konserwir goşuň. 30 minut töweregi ýa-da bişýänçä wagtal-wagtal garmaly.

Olara hek dilimleri bilen bezelendir. Lezzet bilen!

Gara gözli nohut krem salady

(1 sagada golaý taýýar | 5-e hyzmat edýär)

Hyzmat başyna: Kaloriýa: 325; Atsaglar: 8,6 gr; Uglewodlar: 48,2 gr; Belok: 17.2 gr

Çig mal

1 ½ stakan gara gözli nohut, bir gije siňdirilip, guradylýar

4 sapak sapak, dilimlenen

1 dogralan käşir

1 käse kale, böleklenen

2 burç, tohumly we dogralan

2 sany orta pomidor, kesilen

1 nahar çemçesi gün guradylan pomidor, dogralan

1 çaý çemçesi ownuk sarymsak

1/2 käse wegetarian maýonez

1 nahar çemçesi limon suwy

1/4 käse ak şerap sirkesi

Deňiz duzy we ýer gara burç

Salgylar

Gara gözli nohutlary 2 dýuým suw bilen ýapyň we ýumşak gaýnadyň. 15 minut töweregi gaýnadyň.

Soňra 45 minut töweregi pes otda goýuň. Doly sowasyn.

Gara gözli nohutlary salat gabyna salyň. Galan maddalary goşuň we gowy birleşdirmek üçin garmaly. Lezzet bilen!

Awokado nohut bilen dolduryldy

(Takmynan 10 minutda taýýar | 4 hyzmat edýär)

Hyzmat başyna: Kaloriýa: 205; : Ag: 15,2 gr; Uglewodlar: 16,8g; Belok: 4.1 gr

Çig mal

2 sany awokado, dilimlenen we ýarym

1/2 täze gysylan limon

4 nahar çemçesi dogralan çaýlar

1 sany sogan sarymsak

1 orta dogralan pomidor

1 jaň burç, tohumsyz we dogralan

1 gyzyl jaň burç, tohumly we dogralan

2 uns nohut, gaýnadylan ýa-da gaýnadylan, guradylan

Dadyp görmek üçin köşer duzy we ýer gara burç

Salgylar

Awokadolaryňyzy hyzmat ediş tabakda tertipläň. Her awakadonyň üstüne limon suwuny damlaň.

Bir tabakda, doldurgyçlaryň galan bölegini gowy birleşýänçä ýuwaşlyk bilen garmaly.

Awokadony taýýarlanan garyndy bilen dolduryň we derrew hyzmat ediň. Lezzet bilen!

gara noýba çorbasy

(Takmynan 1 sagat 50 minutda taýýar | 4 hyzmat edýär)

Hyzmat başyna: Kaloriýa: 505; : Ag: 11,6 gr; Uglewodlar: 80.3g; Belok: 23.2 gr

Çig mal

2 käse gara noýba, bir gije siňdirilip, guradyldy

1 kekik

2 nahar çemçesi kokos ýagy

2 dogralan sogan

1 taýak dogralan selderýa

1 käşir, gabykly we dogralan

1 Italýan jaň burç, tohumsyz we dogralan

1 jaň burç, tohumsyz we dogralan

4 sany sarymsak, basylan ýa-da dogralan

Deňiz duzy we täze ýer gara burç

1/2 çaý çemçesi ýer kimyon

1/4 çaý çemçesi ýer ýapragy

1/4 çaý çemçesi ýer burç

1/2 çaý çemçesi guradylan reyhan

4 käse gök önüm çorbasy

1/4 käse täze silantro, dogralan

2 unsiýa tortilla çipleri

Salgylar

Çorba gazanda gaýnadylan noýba we 6 käse suw getiriň.

Gaýnandan soň, ot ýakmaly. Kekik spreýlerini goşuň we takmynan 1 sagat 30 minut bişirmeli.

Şol bir wagtyň özünde, agyr çüýşeli gazanda ýagy orta ýokary otda gyzdyryň. Indi sogan, kelem, käşir we burç ýumşaýança 4 minut gowurmaly.

Soňra sarymsagy 1 minut töweregi ýa-da hoşboý ysly bolýança gowurmaly.

Bişen noýba gowrulan garyndyny goşuň. Soňra duz, gara burç, kimyon, ýer ýapragy, ýer burç, guradylan reyhan we gök önüm çorbasy goşuň.

Pes otda, wagtal-wagtal garyşdyryp, ýene 15 minut bişirmeli ýa-da bişýänçä bişirmegi dowam etdiriň.

Täze silantro we tortilla çipleri bilen bezeliň. Lezzet bilen!

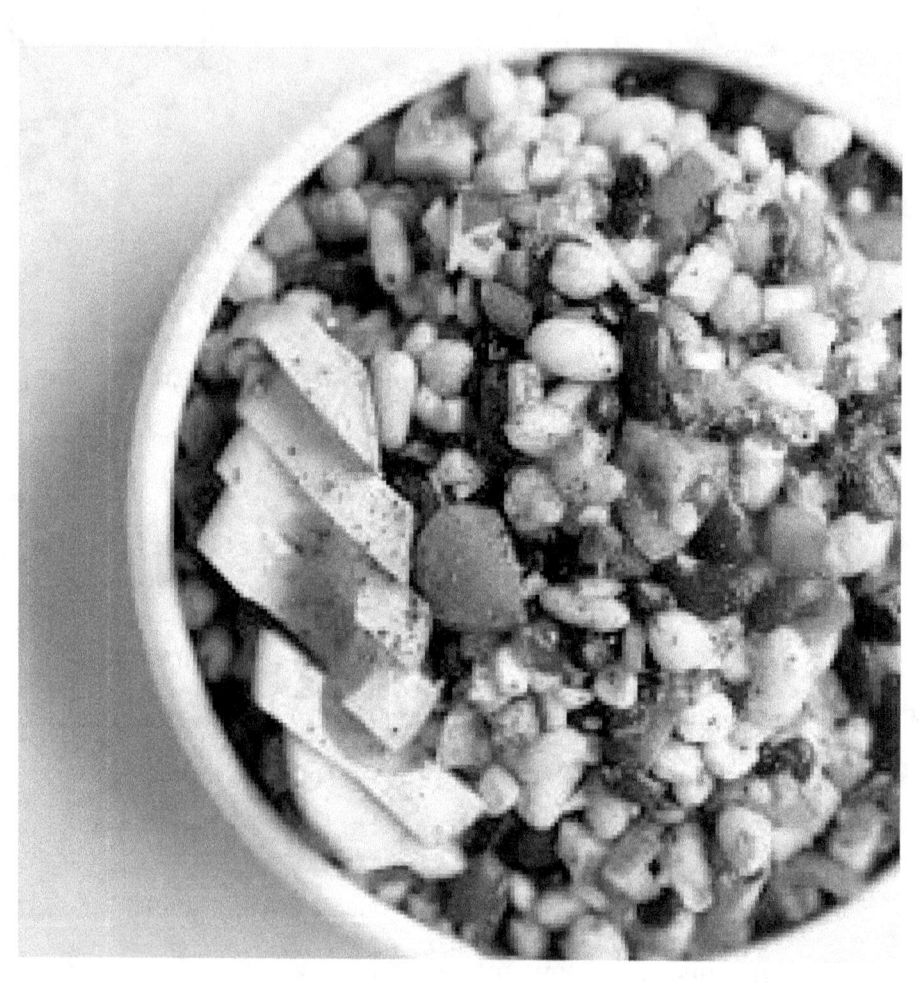

Beluga otlar bilen mekgejöwen salady

(Takmynan 20 minutda taýýar + sowadyş wagty | 4 hyzmat edýär)

Hyzmat başyna: Kaloriýa: 364; Atsaglar: 17g; Uglewodlar: 40,2 gr; Belok: 13,3 gr

Çig mal

1 käse gyzyl mekgejöwen

3 käse suw

1 käse üzüm pomidor, ýarym

1 ýaşyl jaň burç, tohumsyz we kesilen

1 gyzyl burç, tohumly we kesilen

1 gyzyl burç, tohumly we kesilen

1 dilim hyýar

4 nahar çemçesi dogralan çorba

2 nahar çemçesi dogralan täze petruşka

2 nahar çemçesi täze koriander, dogralan

2 nahar çemçesi täze çaý, dogralan

2 nahar çemçesi täze reyhan, dogralan

1/4 käse zeýtun ýagy

1/2 çaý çemçesi kimyon tohumy

1/2 çaý çemçesi dogralan zynjyr

1/2 çaý çemçesi ownuk sarymsak

1 çaý çemçesi agave siropy

2 nahar çemçesi täze limon suwy

1 çaý çemçesi limon gabygy

Deňiz duzy we ýer gara burç

2 unsiýa gara zeýtun, goýlan we ýarym

Salgylar

Gazana goňur mekgejöwen we suw goşup, ýokary otda gaýnadyň. Soňra oduny gaýnadyň we 20 minut bişirmäge ýa-da ýumşaýança bişirmäge dowam ediň.

Enter ýüzi salat gaba salyň.

Gowy birleşmek üçin gök önümleri we otlary goşuň. Bir tabaga ýag, kimyon tohumy, zynjyr, sarymsak, agave siropy, limon suwy, limon gabygy, duz we gara burç garmaly.

Salat geýiň, zeýtun bilen bezeliň we otag temperaturasynda hyzmat ediň. Lezzet bilen!

Italýan noýba salady

(1 sagada golaý taýýar + sowatma | 4 hyzmat edýär)

Hyzmat başyna: Kaloriýa: 495; : Ag: 21,1 gr; Uglewodlar: 58,4g; Belok: 22.1 gr

Çig mal

3/4 funt kannellini noýbasy, bir gije siňdirilip, guradyldy

2 käse karam gülleri

1 gyzyl sogan, inçe kesilen

1 çaý çemçesi ownuk sarymsak

1/2 çaý çemçesi dogralan zynjyr

1 jalapeño burç, dogralan

1 stakan üzüm pomidor

1/3 käse goşmaça bakja zeýtun ýagy

1 nahar çemçesi limon suwy

1 çaý çemçesi Dijon gorçisa

1/4 käse ak sirke

2 sany sarymsak, basylan

1 çaý çemçesi italýan ösümlik garyndysy

Köşer duzy we ýer gara burç, tagam üçin

2 unsiýa ýaşyl zeýtun, oturdylan we dilimlenen

Salgylar

Coveredapylan noýbalary süýji suw bilen ýapyň we gaýnadyň. 10 minut töweregi gaýnadyň. Heatylylygy pes derejä öwüriň we 60 minutlap ýa-da ýumşaýança bişirmegi dowam etdiriň.

Bu aralykda, karam güllerini takmynan 6 minut gaýnadyň ýa-da ýumşaýança gaýnadyň.

Fasulye we karamyň doly sowamagyna rugsat beriň; soň salat gaba geçiriň.

Galan maddalary goşuň we gowy birleşdirmek üçin garmaly. Tagamy dadyp görüň we sazlaň.

Lezzet bilen!

Ak noýba bilen doldurylan pomidor

(Takmynan 10 minutda taýýar | 3-e hyzmat edýär)

Hyzmat başyna: Kaloriýa: 245; : Ag: 14,9 gr; Uglewodlar: 24,4g; Belok: 5.1 gr

Çig mal

3 sany orta pomidor, ýokarsyny inçejik dilimläň we pulpany aýyryň

1 grated käşir

1 dogralan gyzyl sogan

Gabykly sarymsakdan 1 ýorunja

1/2 çaý çemçesi guradylan reyhan

1/2 çaý çemçesi guradylan oregano

1 çaý çemçesi guradylan bibariya

3 nahar çemçesi zeýtun ýagy

3 unsiýa konserwirlenen deňiz noýbasy

3 unsi mekgejöwen däneleri, eredilen

1/2 stakan tortilla çipleri, ezilen

Salgylar

Pomidorlary tabakda tertipläň.

Bir tabakda, doldurgyçlaryň galan bölegini gowy birleşýänçä garmaly.

Awokadony dolduryň we derrew hyzmat ediň. Lezzet bilen!

Gara gözli gyş nohut çorbasy

(Takmynan 1 sagat 5 minutda taýýar | 5-e hyzmat edýär)

Hyzmat başyna: Kaloriýa: 147; Atsaglar: 6g; Uglewodlar: 13,5g; Belok: 7,5 gr

Çig mal

2 nahar çemçesi zeýtun ýagy

1 dogralan sogan

1 dilimlenen käşir

1 dogralan parsnip

1 käse armatura lampasy, dogralan

2 sany ownuk sarymsak

Bir gije siňdirilen 2 käse guradylan nohut

5 käse gök önüm çorbasy

Köşer duzy we täze ýer gara burç, tagam üçin

Salgylar

Zeýtun ýagyny gazanda orta ýokary otda gyzdyryň. Gyzgyn bolanda, sogan, käşir, parsnip we şüweleňi 3 minut gowurmaly ýa-da ýumşaýança gowurmaly.

Sarymsagy goşuň we 30 sekuntlap ýa-da hoşboý ysly bolýança gowurmagy dowam etdiriň.

Noýba, gök önüm çorbasy, duz we gara burç goşuň. Anotherene 1 sagat ýa-da bişýänçä bölekleýin bişirmegi dowam etdiriň.

Lezzet bilen!

gyzyl noýba köftesi

(Takmynan 15 minutda taýýar | 4-e hyzmat edýär)

Hyzmat başyna: Kaloriýa: 318; Atsaglar: 15.1 gr; Uglewodlar: 36.5g; Belok: 10,9 gr

Çig mal

12 unsiýa konserwirlenen ýa-da bişirilen noýba, guradylan

1/3 käse köne moda süle

1/4 käse ähli maksatly un

1 çaý çemçesi hamyr tozany

1 ownuk ownuk, dogralan

2 sany ownuk sarymsak

Deňiz duzy we ýer gara burç

1 çaý çemçesi paprika

1/2 çaý çemçesi çili tozy

1/2 çaý çemçesi ýer ýapragy

1/2 çaý çemçesi ýer kimyon

1 çia ýumurtga

4 nahar çemçesi zeýtun ýagy

Salgylar

Fasuly bir tabaga salyň we vilka bilen sürtüň.

Noýba, süle, un, hamyr tozany, ownuk, sarymsak, duz, gara burç, paprika, çili tozy, ýer ýapragy, kimyon we çia ýumurtgasyny gowy garmaly.

Garyndy bilen dört tort bişiriň.

Soňra zeýtun ýagyny gazanda ýeterlik ýokary temperaturada gyzdyryň. Kukileri bir ýa-da iki gezek öwrüp, takmynan 8 minut gowurmaly.

Halaýan souslaryňyz bilen hyzmat ediň. Lezzet bilen!

Öýde ýasalan nohut burgerleri

(Takmynan 15 minutda taýýar | 4-e hyzmat edýär)

Hyzmat başyna: Kaloriýa: 467; : Ag: 19,1 gr; Uglewodlar: 58.5g; Belok: 15,8 gr

Çig mal

1 funt noýba, doňdurylan we eredilen

1/2 stakan nohut uny

1/2 stakan ýönekeý un

1/2 stakan çörek bölekleri

1 çaý çemçesi hamyr tozany

2 sany zygyr ýumurtgasy

1 çaý çemçesi paprika

1/2 çaý çemçesi guradylan reyhan

1/2 çaý çemçesi guradylan oregano

Deňiz duzy we ýer gara burç

4 nahar çemçesi zeýtun ýagy

4 sany gamburger çöregi

Salgylar

Bir tabakda nohut, un, çörek bölekleri, hamyr tozany, ýumurtga, paprika, reyhan, oregano, duz we gara burç gowy garmaly.

Garyndy bilen dört tort bişiriň.

Soňra zeýtun ýagyny gazanda ýeterlik ýokary temperaturada gyzdyryň. Kukileri bir ýa-da iki gezek öwrüp, takmynan 8 minut gowurmaly.

Gamburger çöreklerinde hyzmat ediň we lezzet alyň!

Gara noýba we ysmanak stýu

(Takmynan 1 sagat 35 minutda taýýar | 4 hyzmat edýär)

Hyzmat başyna: Kaloriýa: 459; : Ag: 9,1 gr; Uglewodlar: 72g; Belok: 25,4 gr

Çig mal

2 käse gara noýba, bir gije siňdirilip, guradyldy

2 nahar çemçesi zeýtun ýagy

1 sogan, gabyk we ýarym kesmeli

1 jalapeño burç, dilimlenen

2 burç, tohumly we dilimlenen

1 käse kömelek, dilimlenen

2 sany ownuk sarymsak

2 käse gök önüm çorbasy

1 çaý çemçesi paprika

Dadyp görmek üçin köşer duzy we ýer gara burç

1 aýlaw ýapragy

2 käse ysmanak, dogralan

Salgylar

Coveredapylan noýbalary süýji suw bilen ýapyň we gaýnadyň. 10 minut töweregi gaýnadyň. Heatylylygy peseldiň we 50-55 minut bişirmeli ýa-da ýumşaýança bişirmäge dowam ediň.

Zeýtun ýagyny agyr otly gazanda orta otda gyzdyryň. Gyzgyn bolanda, sogan we burç 3 minut töweregi gowurmaly.

Sarymsagy we kömelegi takmynan 3 minutlap ýa-da kömelek suwuklygy çykýança we sarymsak hoşboý ysly bolýança dogramaly.

Ösümlik çorbasy, paprika, duz, gara burç, aýlaw ýapragy we bişirilen noýba goşuň. 25 minut töweregi ýa-da bişýänçä yzygiderli garmaly.

Soňra ysmanak goşuň we 5 minut töweregi gaýnadyň. Lezzet bilen!

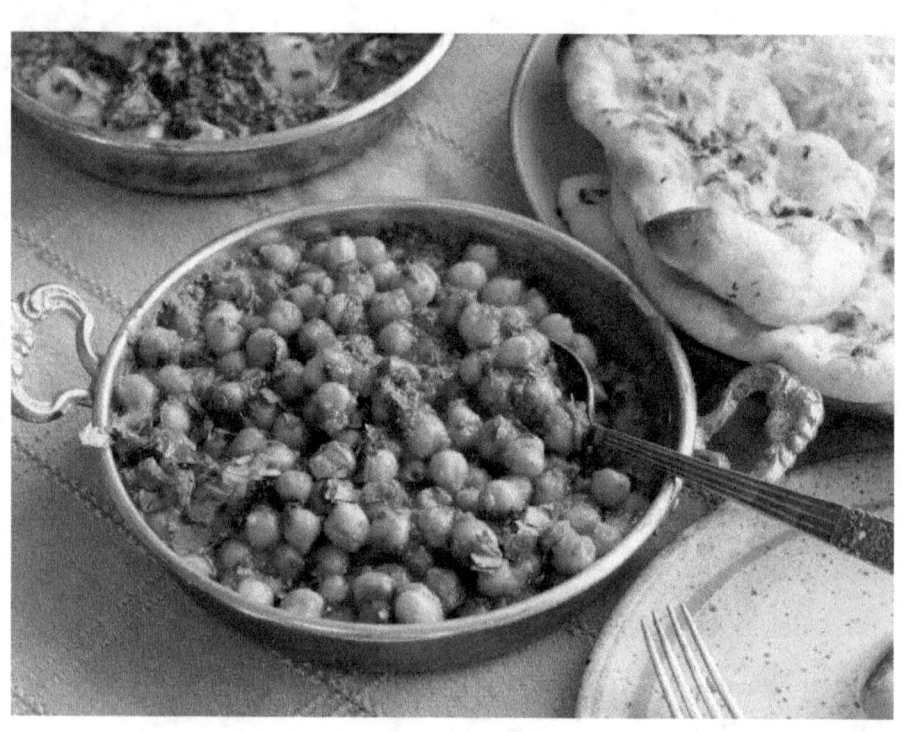

Şu wagta çenli iň gowy şokolad granola

(Takmynan 1 sagatda taýýar | 10 nahar)

Hyzmat başyna: Kaloriýa: 428; : Ag: 23,4 gr; Uglewodlar: 46,4g; Belok: 11,3 gr

çig mal

1/2 käse kokos ýagy

1/2 käse agave siropy

1 çaý çemçesi vanil pastasy

3 käse süle

1/2 käse hoz, dogralan

1/2 käse kädi tohumy

1/2 çaý çemçesi ýer kartoşkasy

1 çaý çemçesi ýer darçyny

1/4 çaý çemçesi ýer ýorunjalary

1 çaý çemçesi Gimalaý duzy

1/2 stakan gara şokolad, dogralan

Görkezmeler

Peçiň 260 gradusa çenli gyzdyryp başlaň; Iki sany çörek bişirilýän kagyzy pergament kagyzy bilen çyzyň.

Soňra bir tabaga kokos ýagyny, agawa siropyny we vanilini garmaly.

Kem-kemden süle, nohut, kädi tohumy we ysly zatlar goşuň; paltany gowy zyňmak. Garyndyny taýýarlanan çörek kagyzlaryna ýaýlaň.

Peçiň ortasynda bişirmeli, takmynan 1 sagat ýa-da gyzarýança bişirmeli.

Gara şokolad bilen garmaly we saklamazdan ozal granolanyň sowamagyna ýol beriň. Howa geçirijilikli gapda saklaň.

Lezzet bilen!

Güýz kädi bilen mangal üçin tortlar

(30 minut töweregi taýýar | 4 hyzmat edýär)

Hyzmat başyna: Kaloriýa: 198; : Ag: 9,4 gr; Uglewodlar: 24.5g; Belok: 5.2 gr

çig mal

1/2 stakan süle

1/2 stakan ak bugdaý uny

1 çaý çemçesi hamyr tozany

1/4 çaý çemçesi Gimalaý duzy

1 çaý çemçesi şeker

1/2 çaý çemçesi ýer burç

1/2 çaý çemçesi ýer darçyny

1/2 çaý çemçesi kristallaşdyrylan zynjyr

Täze gysylan 1 çaý çemçesi limon suwy

1/2 stakan badam süýdü

1/2 käse kädi püresi

2 nahar çemçesi kokos ýagy

Görkezmeler

Bir tabaga un, hamyr tozany, duz, şeker we ysly zatlary gowy garmaly. Kem-kemden limon şiresi, süýt we kädi püresi goşuň.

Elektrik gowurmany orta ölçegli gowurmakda gyzdyryň we kokos ýagy bilen ýeňil örtüň.

Tort köpürjikler emele gelýänçä, takmynan 3 minut bişirmeli; Ony agdaryp, beýleki tarapynda ýene 3 minut bişirmeli, aşagy gyzarýança.

Galan ýag we hamyr bilen gaýtalaň. Isleseňiz darçyn şekeri bilen hyzmat ediň. Lezzet bilen!

www.ingramcontent.com/pod-product-compliance
Lightning Source LLC
Chambersburg PA
CBHW072051110526
44590CB00018B/3120